AULA POLITÈCNICA ÒPTICA

I0054850

Optometría
MANUAL DE EXÁMENES CLÍNICOS

M.R. Borràs   E. Peris
M. Castañé   E.Sánchez
J.C. Ondategui C. Varón
M. Pacheco

UPC **Edicions UPC**
UNIVERSITAT POLITÈCNICA DE CATALUNYA

Primera edición: septiembre de 1993
Segunda edición: octubre de 1996
Tercera edición: septiembre de 1999
Reimpresión: abril de 2010

Diseño de la cubierta: Ernest Castelltort

©   los autores, 1993

©   Edicions UPC, 1993
       Edicions de la Universitat Politècnica de Catalunya, SL
       Jordi Girona Salgado 31, Edifici Torre Girona, D-203, 08034 Barcelona
       Tel.: 934 015 885   Fax: 934 054 101
       Edicions Virtuals: www.edicionsupc.es
       E-mail: edicions-upc@upc.edu

Producción: LIGHTNING SOURCE

Depósito legal: B-25.878-99
ISBN: 978-84-8301-309-0

Introducción

Es conocida, por todos los que trabajamos en el campo de la optometría, la escasez de textos escritos en español a disposición del estudiante o profesional que se inicia en las técnicas optométricas de examen.

Esta realidad nos llevó a la elaboración de este manual que tiene como objetivo la explicación de exámenes clínicos básicos, que son imprescindibles para la evaluación y el diagnóstico de los problemas visuales. Para su preparación elegimos una orientación eminentemente práctica siguiendo un orden y método que permitirán una fácil compresión y asimilación.

El temario se ha dividido en 11 capítulos que cubren tanto los exámenes de la refracción ocular como las técnicas más habituales y básicas en la evaluación de la visión binocular y de salud ocular.

Los profesores que hemos contribuido a su preparación esperamos que este manual de exámenes clínicos sea una herramienta útil de consulta.

Índice de autores

Capítulo 1: Reconocimiento de instrumentos

Eulalia Sánchez Herrero, O.D.
> Profesora Titular de Optometría del Departamento de Óptica y Optometría, Escuela Universitaria de Óptica de Terrassa

Capítulo 2: Exámenes previos

Marina Castañé Farran, O.D.
> Profesora Titular de Optometría y Contactología del Departamento de Óptica y Optometría, Escuela Universitaria de Óptica de Terrassa

Capítulo 3: Exámenes objetivos

Juan Carlos Ondategui Parra, O.D.
> Profesor Asociado de Optometría del Departamento de Óptica y Optometría, Escuela Universitaria de Óptica de Terrassa

Elvira Peris March, O.D.
> Profesora Titular de Optometría del Departamento de Óptica y Optometría, Escuela Universitaria de Óptica de Terrassa

Capítulo 4: Examen subjetivo

Juan Carlos Ondategui Parra, O.D.
> Profesor Asociado de Optometría del Departamento de Óptica y Optometría, Escuela Universitaria de Óptica de Terrassa

Capítulo 5: Grados de visión binocular

Consuelo Varón Puentes, O.D.
> Profesora Asociada de Optometría y Contactología del Departamento de Óptica y Optometría, Escuela Universitaria de Óptica de Terrassa

Capítulo 6: Forias y tropías

Rosa Borrás García, O.D.
> Profesora Titular de Optometría y Contactología del Departamento de Óptica y Optometría, Escuela Universitaria de Óptica de Terrassa

Capítulo 7: Vergencias fusionales

Rosa Borrás García, O.D.
> Profesora Titular de Optometría y Contactología del Departamento de Óptica y Optometría, Escuela Universitaria de Óptica de Terrassa

Capítulo 8: Disparidad de fijación

Rosa Borrás García, O.D.
> Profesora Titular de Optometría y Contactología del Departamento de Óptica y Optometría, Escuela Universitaria de Óptica de Terrassa

Capítulo 9: Acomodación

Rosa Borrás García, O.D.
> Profesora Titular de Optometría y Contactología del Departamento de Óptica y Optometría, Escuela Universitaria de Óptica de Terrassa

Juan Carlos Ondategui Parra, O.D.
> Profesor Asociado de Optometría del Departamento de Óptica y Optometría, Escuela Universitaria de Óptica de Terrassa

Capítulo 10: Motilidad ocular

Consuelo Varón Puentes, O.D.
> Profesora Asociada de Optometría y Contactología del Departamento de Óptica y Optometría, Escuela Universitaria de Óptica de Terrassa

Capítulo 11: Exámenes complementarios

Mireia Pacheco Cutillas, O.D.

> Profesora Titular de Optometría y Contactología del Departamento de Óptica y Optometría, Escuela Universitaria de Óptica de Terrassa

Elvira Peris March, O.D.

> Profesora Titular de Optometría del Departamento de Óptica y Optometría, Escuela Universitaria de Óptica de Terrassa

Consuelo Varón Puentes, O.D.

> Profesora Asociada de Optometría y Contactología del Departamento de Óptica y Optometría, Escuela Universitaria de Óptica de Terrassa

Eulalia Sánchez Herrero, O.D.

> Profesora Titular de Optometría del Departamento de Óptica y Optometría, Escuela Universitaria de Óptica de Terrassa

Índice temático

Capítulo 1: Reconocimiento de instrumentos

Capítulo 2: Exámenes previos

2.1 Historia del caso 31
2.2 Medida de la distancia interpupilar 36
2.3 Medida de la agudeza visual 42
2.4 Medida de la sensibilidad al contraste 52

Capítulo 3: Exámenes objetivos

3.1 Retinoscopia y esquiascopia 59
3.2 Otras técnicas de refracción objetiva 66
3.3 Queratometría 69
3.4 Métodos computerizados 77

Capítulo 4: Examen subjetivo

4.1 Examen subjetivo monocular 83
4.2 Examen del equilibrio biocular 93
4.3 Examen del equilibrio binocular 100

Capítulo 5: Grados de visión binocular

5.1 Exámenes de la percepción simultánea 108
5.2 Exámenes de la fusión 111
5.3 Exámenes de la estereopsis 117

Capítulo 6: Forias y tropías

6.1 Detección de forias y tropías: *cover test* 134
6.2 Medida de forias laterales 139
6.3 Medida de forias verticales 147
6.4 Otros exámenes de detección y medida de forias 154

Capítulo 7: Vergencias fusionales

7.1 Medida de vergencias fusionales horizontales 164
7.2 Medida de vergencias fusionales verticales 170
7.3 Otros exámenes de vergencias 175

Capítulo 8: Disparidad de fijación

8.1 Medida de la foria asociada 186
8.2 Determinación de la curva de disparidad de fijación 192

Capítulo 9: Acomodación

9.1 Amplitud de acomodación 198
9.2 Flexibilidad de acomodación 205
9.3 Retardo acomodativo 209
9.4 Acomodación relativa 218
9.5 Relación AC/A 220

Capítulo 10: Motilidad ocular

10.1 Introducción 225
10.2 Ducciones y versiones 226
10.3 Habilidades motoras 228

Capítulo 11: Exámenes complementarios

11.1 Oftalmoscopia 239
11.2 Biomicroscopia ocular 244
11.3 Tonometría 254
11.4 Campos visuales 259
11.5 Evaluación de la función pupilar 264
11.6 Evaluación de visión del color 269

Capítulo 1 Reconocimiento de instrumentos

El objetivo es familiarizarse con el material que compone un gabinete optométrico.

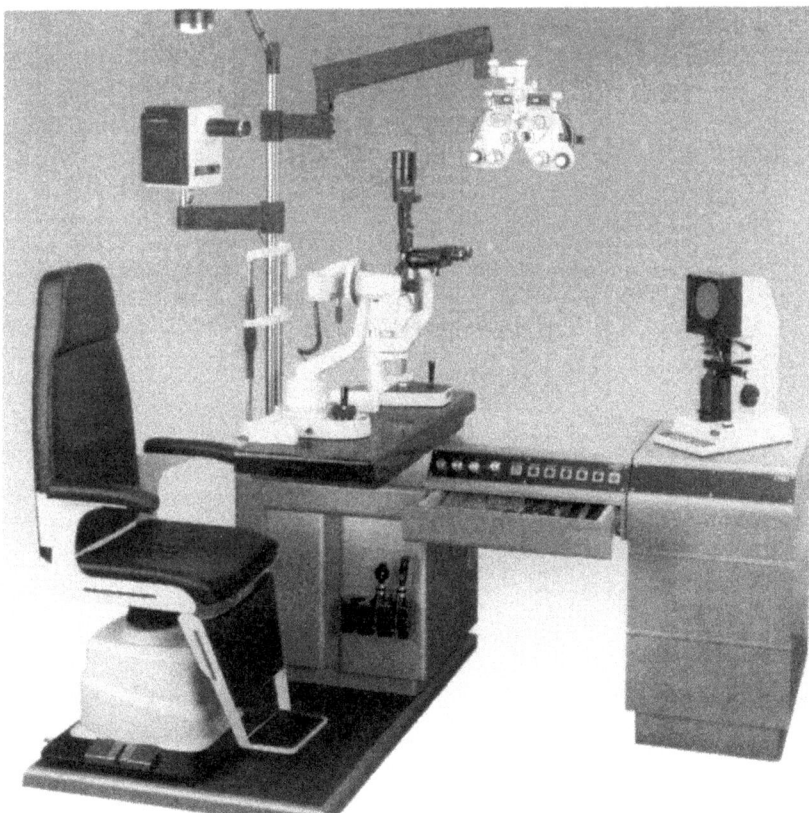

Fig. 1.1 Gabinete optométrico

1.1 Interpupilómetro

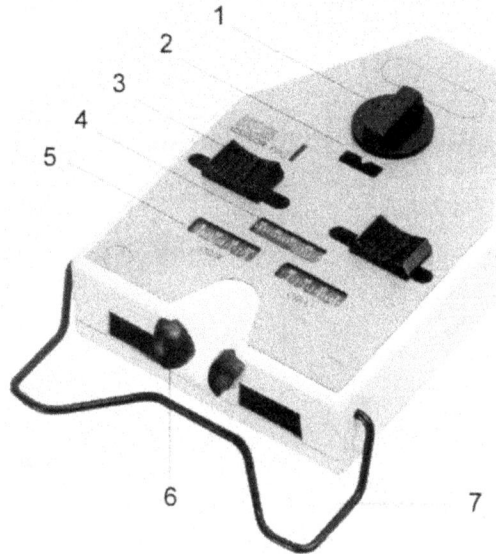

Fig. 1.2 Interpupilómetro

1. Selector de distancia de convergencia
2. Distancia de convergencia
3. Mando de retículo móvil OD
4. Distancia interpupilar (DIP)
5. Distancia nasopupilar OD (DNP)
6. Plaquetas móviles
7. Apoyo frontal

1.2 Caja de pruebas .

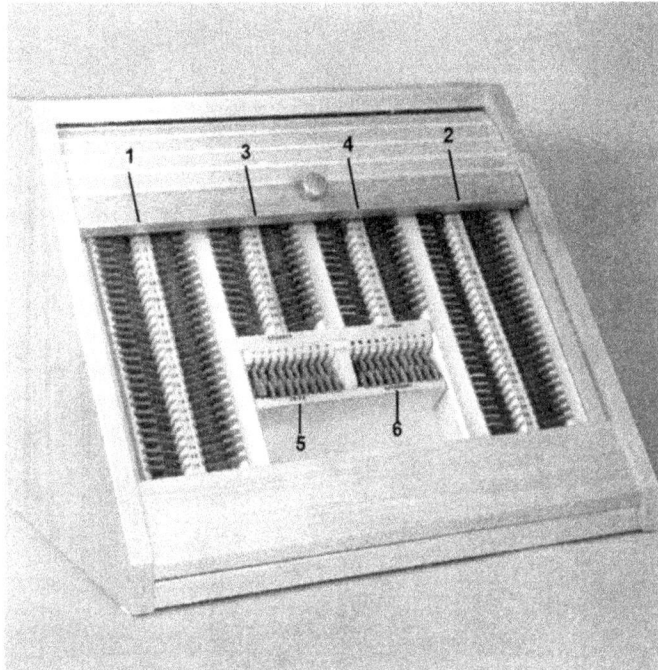

Fig. 1.3 Caja de pruebas

1. Lentes esféricas negativas (0,25D......20,00D)

2. Lentes esféricas positivas (0,25D......20,00D)

3. Lentes cilíndricas negativas (0,25.....6,00D)

4. Lentes cilíndricas positivas (0,25.....6,00D)

5. Lentes prismáticas (1°.....10°)

6. Accesorios:
   - ●   oclusor
   - _   agujero estenopeico
   - •   rendija estenopeica
   - ⊠   retículos cruzados
   - **R**   filtro rojo
   - **G**   filtro verde
   - **S**   lente esmerilada
   - **N**   lente neutra
   - **M**   varilla de Maddox

1.3 Gafa de pruebas

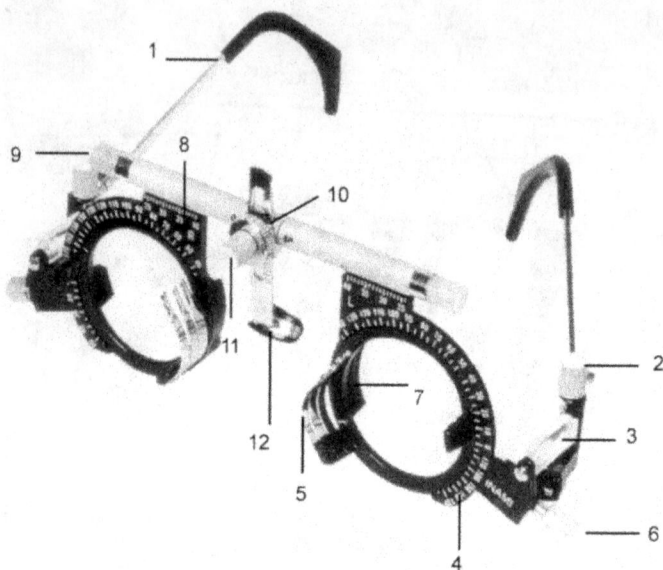

Fig. 1.4 Gafa de prueba

1. Varilla adaptable en longitud

2. Tuerca controladora de la inclinación de la varilla

3. Placa indicadora de la distancia de vértice

4. Aro fijo con escala en grados

5. Soportes móviles con capacidad para tres lentes

6. Tuerca para rotar el soporte móvil

7. Soporte fijo posterior, con capacidad para una lente

8. Regla milimetrada para indicar la distancia nasopupilar

9. Tornillo para situar la DNP

10. Tuerca fijadora del puente

11. Tornillo para subir o bajar la gafa

12. Puente

*

1.4 Proyector

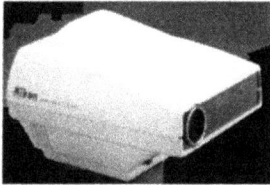

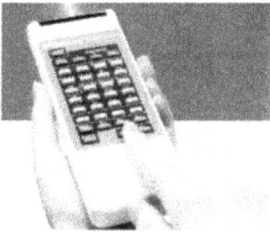

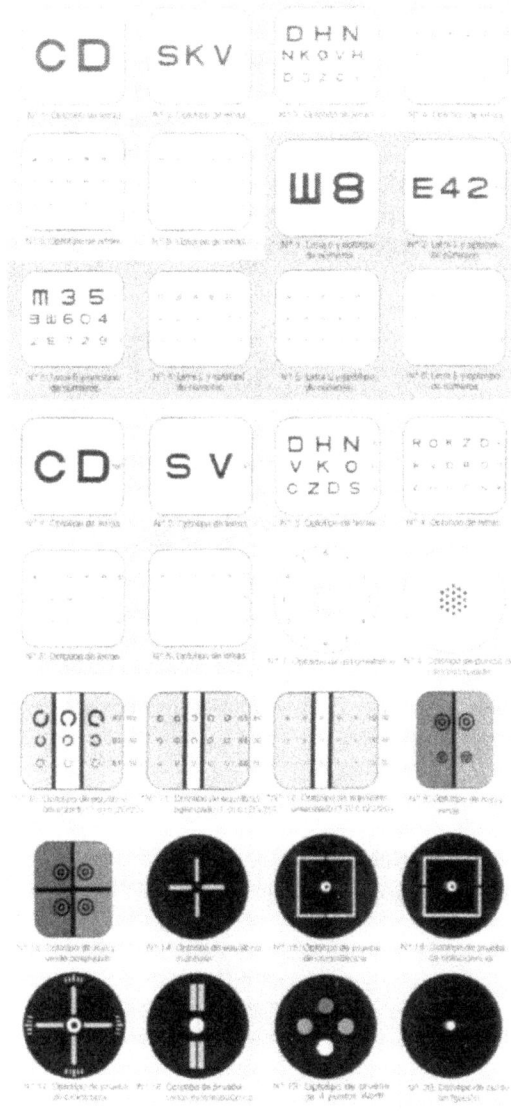

Fig. 1.5 Proyector y distintos optotipos

1.5 Frontofocómetro

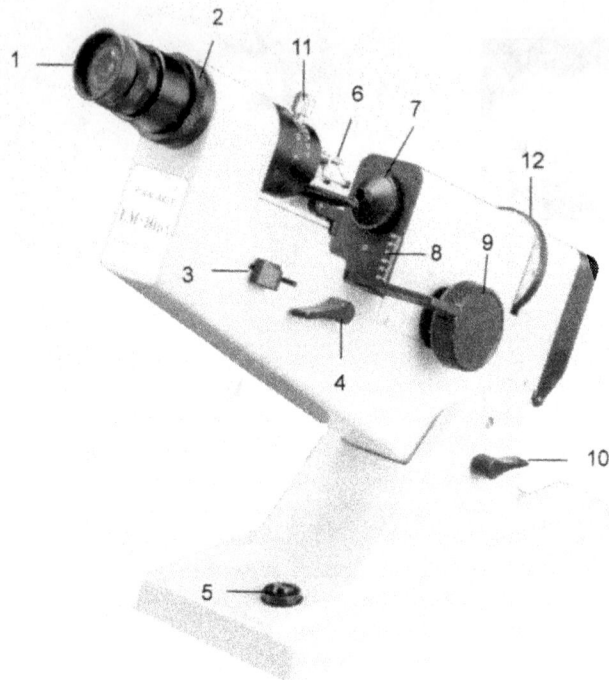

Fig. 1.6 Frontofocómetro

1. Ocular

2. Anillo de ejes

3. Palanca soporte de lentes

4. Palanca de platina de lente

5. Interruptor

6. Marcador de lente

7. Apoyo de lente

8. Escala de medición del diámetro de la lente

9. Mando de variación de la potencia

10. Mando de bloqueo de inclinación

11. Compensador de prismas

12. Mando rotatorio del objetivo

1.6 Retinoscopio

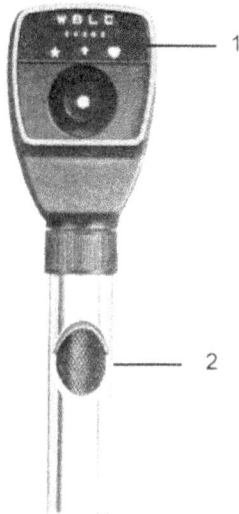

1. Test auto-adhesivo para retinoscopia dinámica

2. Mando móvil;

verticalmente: espejo plano (↓)
                       espejo cóncavo (↑)

horizontalmente: rotación de la franja luminosa

Fig. 1.7 Retinoscopio de franja

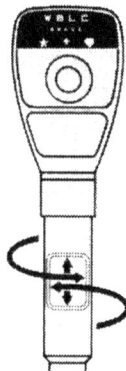

Fig. 1.8 Retinoscopio de franja

*

1.7 Oftalmoscopio

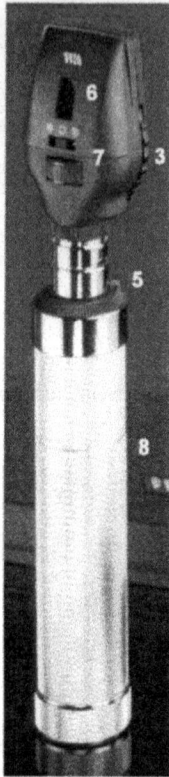

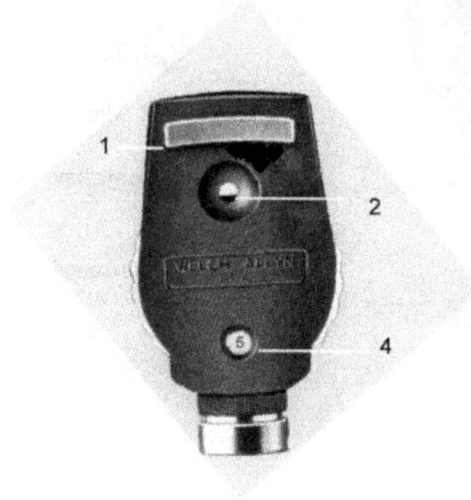

Fig. 1.9 Oftalmoscopio

1. Goma de apoyo de frente

2. Visor

3. Disco para selección de la lente

4. Ventana de lectura de potencia

5. Botón de encendido

6. Sistema óptico de espejos

7. Disco de accesorios

8. Cuerpo de batería

9. Filtro polarizado

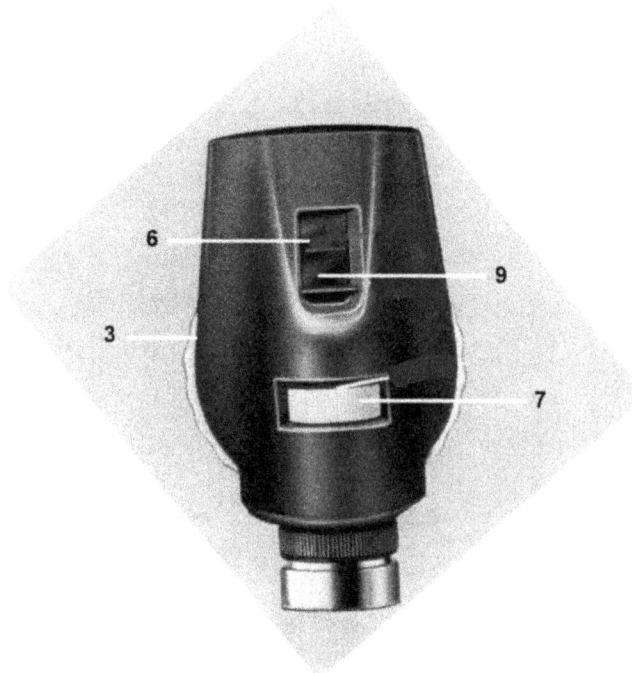

Fig. 1.10 Disco de accesorios del oftalmoscopio

7. Disco de accesorios

7.1 Diafragma rectangular: Para la detección de distintos niveles de profundidad.

7.2 Abertura de fijación: Para la determinación de la fijación excéntrica.

7.3 Filtro azul cobalto: Usado con fluoresceína permitiendo observar lesiones.

7.4 Gran abertura: Abertura estándar para un examen general con pupila dilatada.

7.5 Pequeña abertura: Proporciona gran campo de visión con pupila no dilatada.

7.6 Filtro Anerita: Para un mayor contraste y visualización de los vasos.

*

1.8 Queratómetro de Javal

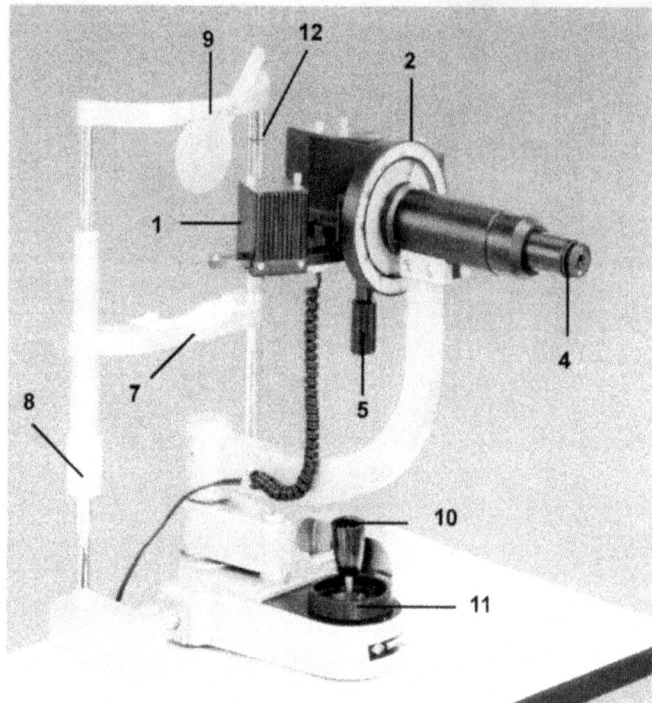

Fig. 1.11 Queratómetro de Javal

1. Miras del queratómetro

2. Escala de medida de los meridianos corneales (2a grados, 2b radio y potencia)

3. Punto de fijación

4. Ocular

5. Manivela de rotación del eje del astigmatismo

6. Nivelador visual

7. Apoya-barbilla

8. Mando de elevación apoya-barbilla

9. Oclusor

10. Ajuste de enfoque

11. Mando de elevación vertical

12. Marca de altura de los ojos

*

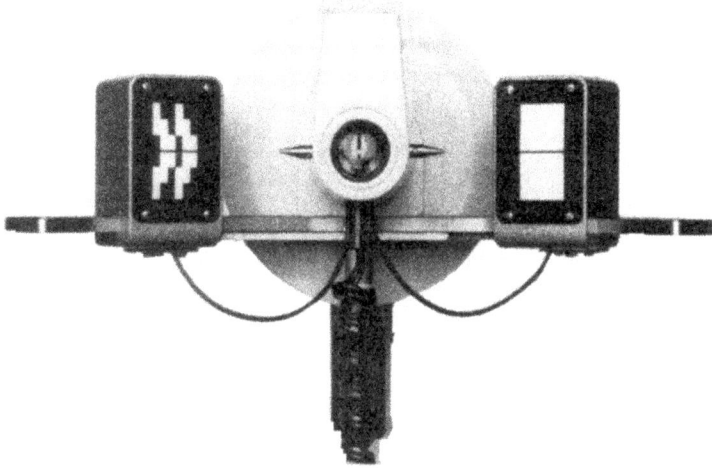

Fig. 1.12 Miras del queratómetro de Javal

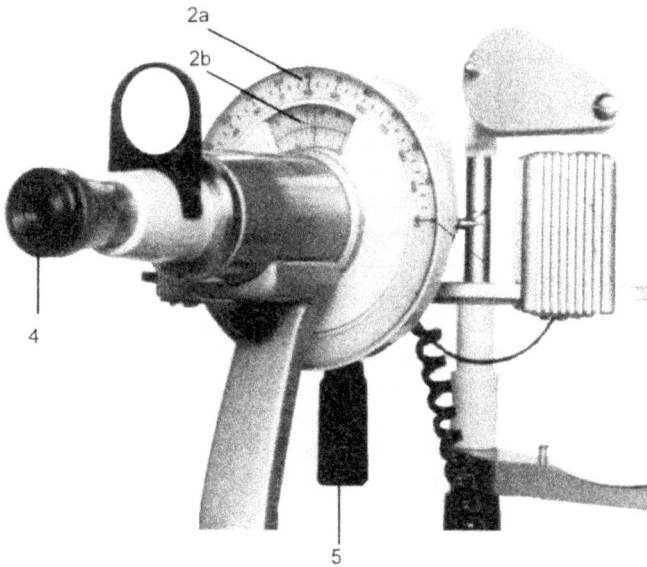

Fig. 1.13 Escalas del queratómetro de Javal

1.9 Queratómetro de Helmholtz

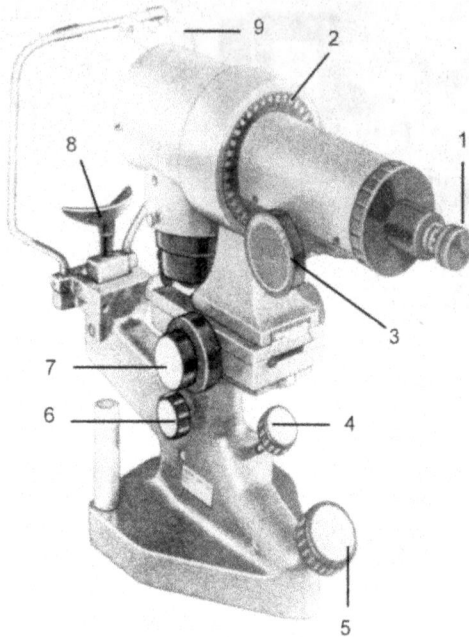

1. Oclusor

2. Escala de grados de los meridianos

3. Escala de radios y potencias horizontales

4. Elevador de la mentonera

5. Ajuste de la altura del instrumento

6. Bloqueador

7. Enfoque

8. Apoya-barbilla

9. Oclusor

Fig. 1.14 Queratómetro de Helmholtz

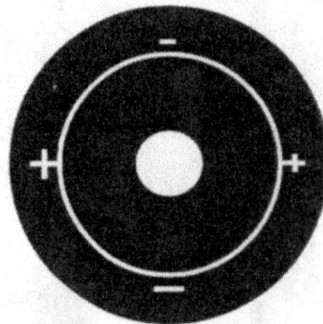

Fig. 1.15 Miras del queratómetro

*

1.10 Foróptero

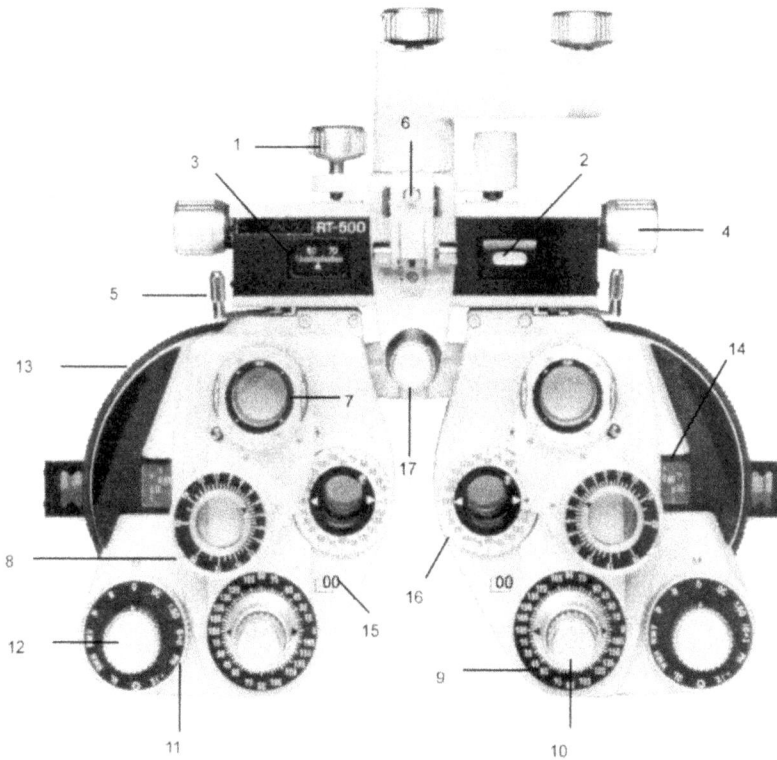

Fig. 1.16 Componentes del foróptero

1. Mando nivelador

2. Nivel

3. Escala de distancia interpupilar

4. Mando de ajuste de distancia interpupilar

5. Palanca de convergencia

6. Dispositivo para la colocación de la escala en VP

7. Cilindro cruzado

8. Prisma rotatorio

9. Mando de control del eje del cilindro

10. Mando de control de la potencia del cilindro

11. Rueda de selección rápida de potencia esférica

12. Mando de control de lentes auxiliares

13. Anillo de control de potencia esférica

14. Ventana de lectura de la potencia de la lente esférica

15. Ventana de lectura de la potencia cilíndrica

16. Alojamiento de las lentes auxiliares

17. Mando de ajuste del apoyo frontal

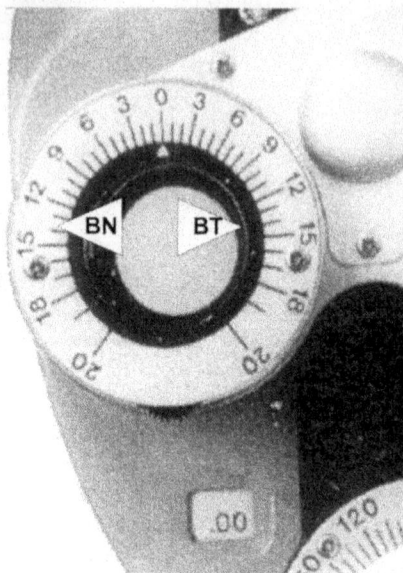

Fig. 1.17 Prisma rotatorio perteneciente al OI

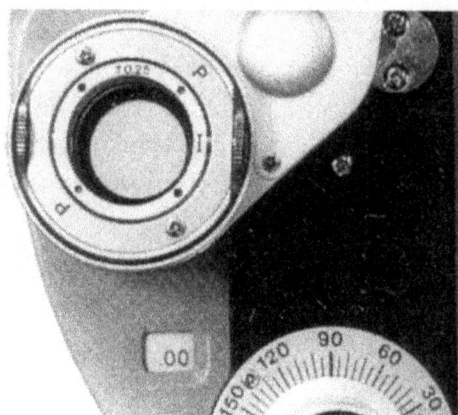

Fig. 1.18 Cilindro cruzado

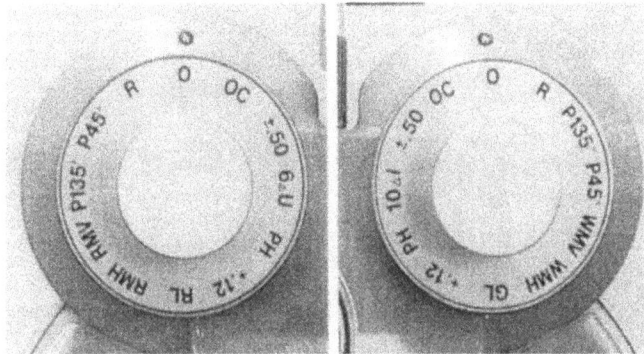

Fig. 1.19 Lentes auxiliares del foróptero

12. Mando de control de lentes auxiliares (Fig. 1.18)

O	: Apertura abierta
OC	: Oclusor
+/-.50	: Cilindro cruzado de 0,50
6 ∀ U	: 6 dioptrías prismáticas de base superior
10 ∀ I	: 10 dioptrías prismáticas de base inferior
PH	: Estenopeico
+.12	: Lente auxiliar de +0,12 D
RL	: Filtro rojo
GL	: Filtro verde
RMH	: Varilla roja de Maddox horizontal
RMV	: Varilla roja de Maddox vertical
WMH	: Varilla blanca de Maddox horizontal
WMV	: Varilla blanca de Maddox vertical
P135°	: Filtro polarizador, eje 135°
P45°	: Filtro polarizador, eje 45°
R	: Lente retinoscópica, +2,00 D

1.11 Biomicroscopio

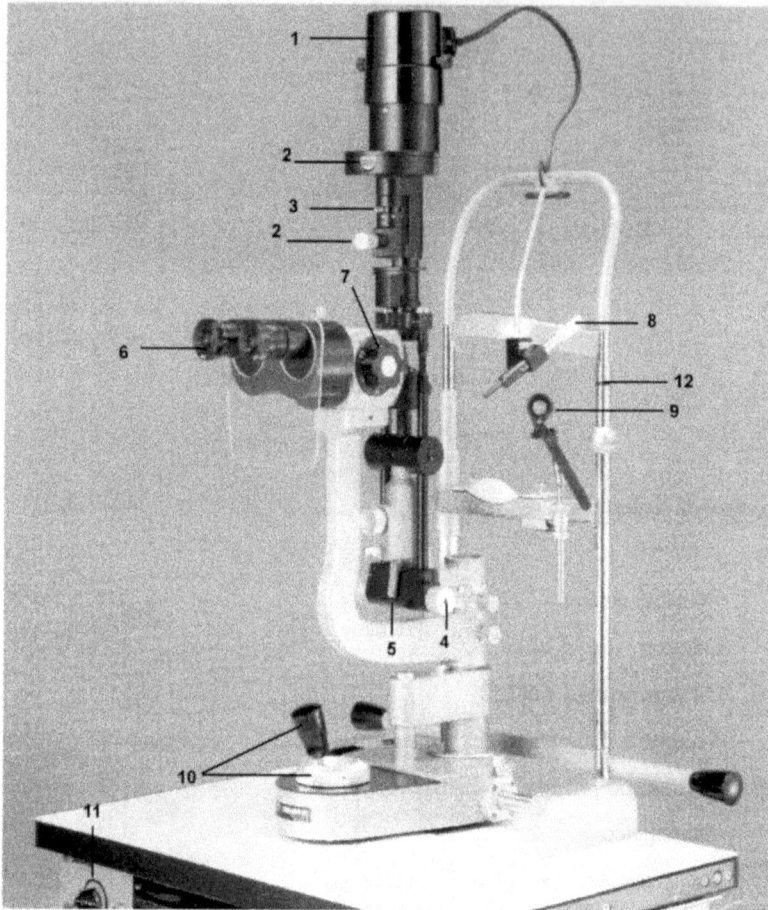

Fig. 1.20 Biomicroscopio

1. Portalámparas
2. Control milimétrico longitudinal de la hendidura
3. Dispositivo de cambio de filtros
4. Ajuste de la anchura de la hendidura
5. Resorte de inclinación del ángulo
6. Biomicroscopio

7. Selector de cambios de aumento
8. Punto de fijación luminoso
9. Lente de Hruby
10. Dispositivo de elevación y ajuste de enfoque
11. Transformador y mandos eléctricos
12. Nivelador de la altura de los ojos

Capítulo 2 Exámenes previos

2.1 Historia del caso

OBJETIVO

Con la anamnesis se desea obtener la máxima información del paciente, con el fin de intuir cuál es el problema que presenta. Esto nos ayuda a seleccionar las pruebas clínicas optométricas más adecuadas para cada caso.

MATERIAL

* Ficha optométrica

MÉTODO

El cuestionario debe tener en cuenta distintos aspectos:

1. Historia del caso

1.1 Información general (referida a los datos personales del paciente)

       * Apellidos y nombre

       * Dirección y número de teléfono

       * Fecha de nacimiento

       * Referencia de la(s) persona(s) que le ha(n) enviado: ...

1.2 Motivo de la consulta o queja principal

       * ¿cuál es su molestia? Todo el procedimiento del examen irá orientado hacia la eliminación del problema.

* Sintomatología: visión borrosa de lejos, de cerca, intermitente, al pasar de cerca a lejos, dolor de cabeza, escozor, dolor de ojos, lloriqueo, diplopia, percepción distorsionada de objetos, sensación de movimiento de las letras al leer,... .

* ¿dónde?, ¿cuándo?, ¿desde hace cuánto?, ¿con qué frecuencia?, localización del dolor de cabeza, intensidad de la molestia...

1.3 Historia ocular del paciente

* Fecha de la última revisión.

* Refracción habitual y frecuencia de uso: ¿ha usado gafas o lentes de contacto alguna vez?, ¿cuánto tiempo hace que usa gafas o lentes de contacto?, ¿cuándo se las puso por primera vez?, ¿ha cambiado la graduación a menudo?, ¿se siente a gusto con ellas?...

* Información adicional sobre factores de riesgo: ¿alguna vez ha experimentado la percepción de flashes de luz, moscas volantes, halos alrededor de las luces, visión doble?, ¿ha tenido que llevar parche en algún ojo por alguna razón?, ¿recuerda haberse dado algún golpe en el ojo o en la cara alrededor del ojo?...

* Necesidades visuales del paciente: ¿cuál es su trabajo?, ¿cuál es su afición preferida?, ¿practica algún deporte?...

* Información sobre factores del entorno: iluminación, distancia de trabajo, postura, condiciones de ventilación en el lugar de trabajo habitual...

1.4 Historia médica del paciente

* Estado general de salud, alergias, migrañas, hipertensión, diabetes...

* Medicación actual. En caso afirmativo: motivo, dosis, frecuencia de toma, duración del tratamiento...
* Tiempo y lugar del último chequeo general.

1.5 Historia ocular familiar

* Antecedentes familiares de cataratas, glaucoma, ceguera, estrabismo, astigmatismo elevado, miopía...

1.6 Historia médica familiar

* Antecedentes de diabetes, hipertensión, migrañas...

1.7 Observación general (permite un mayor conocimiento del paciente)

* Anomalías físicas: malformaciones generales, de espalda, faciales, inclinación del cuello...

* Asimetrías faciales: posición de ojos desplazados vertical y/o horizontalmente...

* Desviaciones oculares.

* Comportamiento personal: nervioso, reservado, aprensivo...

2. Consideraciones especiales en niños

Además de la información obtenida en los apartados anteriores, deben tenerse en cuenta una serie de observaciones complementarias en estos pacientes, como:

2.1 Antecedentes obstétricos

* Evolución del embarazo, problemas en el parto, necesidad de incubadora o administración de oxígeno...

2.2 Historia del desarrollo motor

* Edad en que empezó a gatear, a caminar...

2.3 Historia del comportamiento general

* Presencia de tics, muecas, parpadeo excesivo, tendencia a frotarse los ojos...

* Problemas de lectura: falta de concentración, inversión de palabras o letras o dislexia, movimientos de la cabeza al leer, leer en voz alta, seguir la lectura con el dedo...

* Malas posturas: al escribir, mirar la TV, inclinación de la cabeza...

* Mal rendimiento en el colegio.

* Comportamiento: extremadamente inquieto, demasiado calmado...

* Existencia de más hermanos.

* Dominancia de mano y pie.

3. Consideraciones en pacientes con baja visión

Teniendo en cuenta que la problemática de estos pacientes difiere de las características generales descritas hasta ahora, la anamnesis, así como el examen refractivo que debe llevarse a cabo, tiene que ser algo diferente.

Podríamos dividir la historia del caso en dos apartados distintos:

* Uno constituido por el informe oftalmológico del paciente donde debe constar el diagnóstico, pronóstico y tratamiento de la enfermedad.

* Otro encaminado a cubrir las necesidades del paciente basándonos en cómo utiliza la visión residual, las áreas problemáticas a tratar y el objetivo de la rehabilitación.

3.1 Información general

* Datos personales

* Si pertenece a alguna sociedad o entidad para personas con problemas visuales.

* Cuánta gente conoce su problema visual.

3.2 Historia ocular del paciente

* Inicio de la deficiencia visual: cuando, si fue súbito o paulatino, si progresa o no la deficiencia...

* Fecha de la última revisión y nombre de su especialista. Periodicidad de las revisiones.

* ¿ha estado en tratamiento o ha sufrido algún tipo de cirugía en los ojos?, ¿está actualmente en tratamiento?...

* Situación actual: ¿ha experimentado recientemente cambios en su visión?, ¿cómo le parece que está viendo actualmente?...

* Conocimientos del paciente acerca de su enfermedad: ¿cuál le han dicho que es la causa de su baja visión?, explíqueme lo que le ocurre, ¿cuándo se dio cuenta por primera vez que tenía un problema visual?...

* Visión de lejos: ¿ve los rótulos de las calles?, ¿el número del autobús o de las casas?,¿reconoce caras a distancia?, ¿aproximadamente a cuál?, ¿va al cine, teatro o espectaculos?, ¿ve la TV?, ¿puede ver toda la pantalla o solo una parte de la misma?,¿reconoce el color de los semáforos, ropas, coches, etc?, ¿ve mejor unos días que otros?...

* Visión de cerca: ¿qué tipo de letra puede leer?: titulares de periódico, letras mayúsculas, libros de texto, letra a máquina, periódicos y revistas, listín telefónico, prospectos de medicamentos, ¿a qué distancia?, ¿cuánto rato?, ¿qué tipo de luz utiliza para leer?, ¿leía más antes de su problema visual?, ¿le gustaría leer más rato de lo que actualmente está haciendo?...

3.3 Historia médica y familiar del paciente
Sirven como referencia las preguntas expuestas en los apartados similares descritos anteriormente.

3.4 Estilo de vida

* ¿cuál es o ha sido su ocupación?

* Actividades que está practicando actualmente o practicaba antes de su problema visual: coser, hacer ganchillo, jugar a cartas, tocar algún instrumento musical, conducir, montar en bicicleta, practicar algún deporte, escribir a máquina, trabajar con ordenadores, hacer pequeños trabajos de bricolaje...

* ¿vive solo o con su familia?

* Dificultades en su casa, en el trabajo, en la escuela.

* Detalles de sus actividades cotidianas: ¿como ocupa su tiempo durante el día?...

3.5 Historia de la movilidad

* Capacidades del paciente: ¿sale solo por al calle?, ¿acompañado?, ¿en lugares conocidos?, ¿en lugares que no le son familiares?, ¿de día?, ¿de noche?, ¿cruza las calles solo?, ¿utiliza bastón o un perro?, ¿tiene dificultad en desplazarse en lugares cerrados conocidos o desconocidos?, ¿al andar su paso es seguro?...

3.6 Iluminación

* Dificultades específicas: ¿ve mejor o se siente más a gusto cuando hay luz y sol o cuando está nublado?, ¿se deslumbra fácilmente?, ¿utiliza gafas de sol, visera o gorra?, ¿tiene más problemas durante el dia o la noche?, ¿en interiores o en exteriores?, ¿utiliza más iluminación para mejorar su visión?,... .

3.7 Experiencia con ayudas ópticas

* Información acerca de qué tipos de ayuda conoce, dispone o le gustaría disponer.

* Interés personal: ¿las ayudas que tiene las ha obtenido por su cuenta o alguien se las ha proporcionado?, ¿le importaría utilizarlas en lugares públicos, en la calle, en espectáculos, con los amigos o la familia?...

3.8 Objetivos del paciente

* Aspiraciones respecto a las actividades que desea llevar a cabo: en visión de lejos o de cerca, sentirse más independiente, realizar lecturas personales, trabajo escolar, sus actividades cotidianas, mejorar su movilidad y desplazamiento, sus aficiones...

NOTA: Estos datos intentan ser orientativos sobre las distintas cuestiones que pueden realizarse, con el fin de ayudarnos a orientar el problema y pueden ampliarse o variarse según cada caso.

2.2 Medida de la distancia interpupilar

OBJETIVO

El objetivo es medir con exactitud la distancia interpupilar del paciente en visión lejana y próxima.

2.2.1 Medida de la distancia interpupilar en visión de lejos

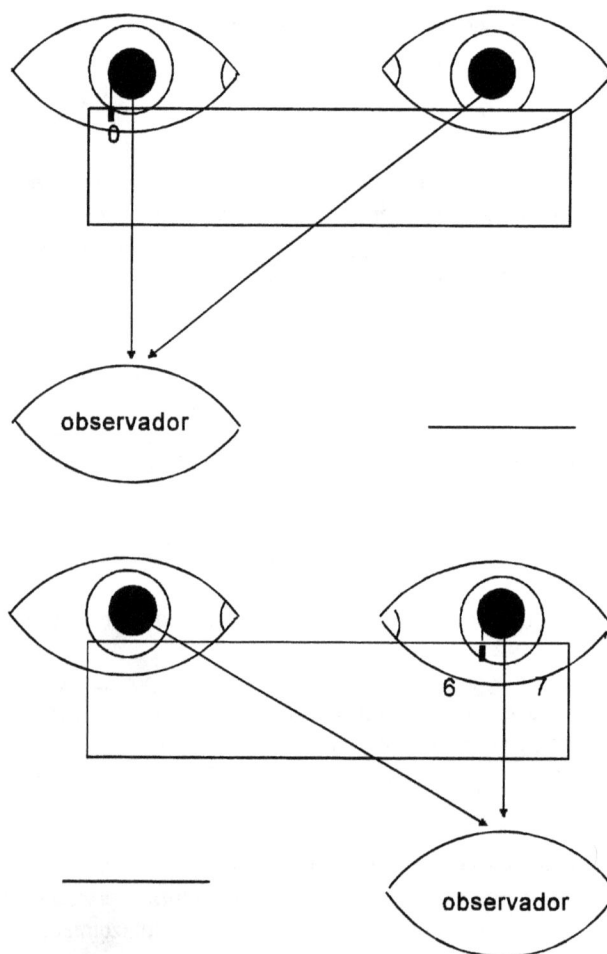

Fig. 2.1 Medición de la DIP en visión de lejos

MATERIAL

* Regla milimetrada.

MÉTODO

* Iluminación ambiental en la sala.

* Situarse frente al paciente.

* Indicarle que mire a nuestro ojo izquierdo.

* Hacer coincidir el cero de la regla milimetrada con el borde pupilar temporal del ojo derecho del paciente.

* Sin mover la regla milimetrada, indicar al paciente que mire nuestro ojo derecho.

* Observar el valor coincidente de la regla milimetrada, justo con el borde pupilar nasal del ojo izquierdo. Este es el valor de la distancia interpupilar de lejos.

* Anotar el resultado.

2.2.2 Medida de la distancia interpupilar en visión de cerca

MATERIAL

* Regla milimetrada.

MÉTODO

* Iluminación ambiental de la sala.

* Situarse frente al paciente.

* Indicarle que mire a la parte media de nuestras cejas.

* Colocar la regla milimetrada haciendo coincidir el cero de la escala con el borde pupilar temporal del ojo derecho del paciente y medir hasta el borde pupilar nasal de su ojo izquierdo.

* Anotar el resultado.

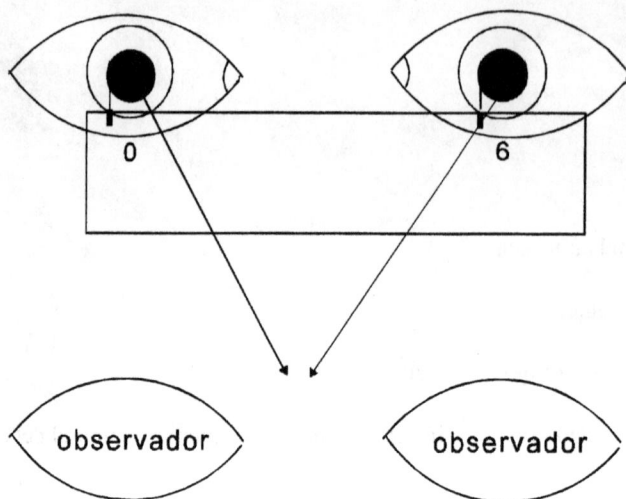

Fig. 2.2 Medición de la DIP en visión de cerca

2.2.3 Medida de la distancia interpupilar de lejos según los reflejos corneales

MATERIAL

* Luz puntual.

* Regla milimetrada.

MÉTODO

* Iluminación ambiental de la sala.

* Situarse frente al paciente.

* Colocar la luz puntual junto a la cara, a la altura del ojo izquierdo del examinador.

* Indicar al paciente que mire al ojo izquierdo del examinador.

* Hacer coincidir el cero de la regla milimetrada con el reflejo corneal del ojo derecho del paciente.

* Sin mover la regla milimetrada, situar la luz junto a la cara, a la altura del ojo derecho del examinador.

* A continuación, indicar al paciente que mire al ojo derecho del examinador.

* Observar el valor coincidente de la regla milimetrada, justo con el reflejo corneal del ojo izquierdo del paciente. Este es el valor de la distancia interpupilar del lejos.

* Anotar el resultado.

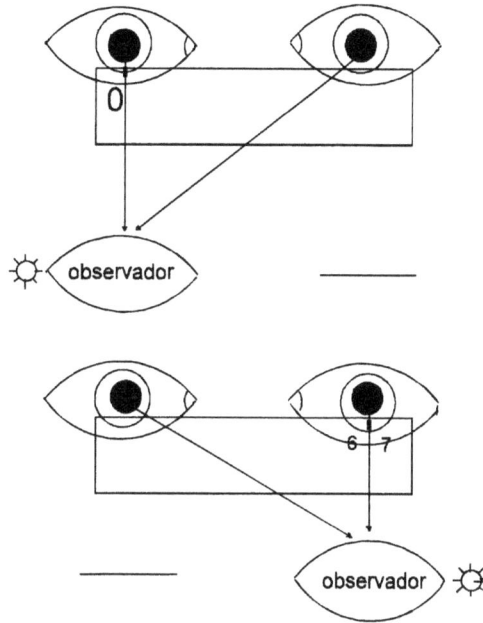

Fig.2.3 Medida de la distancia interpupilar de lejos segun los reflejos corneales.

2.2.4 Medida de la distancia interpupilar de cerca según los reflejos corneales

MATERIAL

* Luz puntual.

* Regla milimetrada.

MÉTODO

* Iluminación ambiental de la sala.

* Situarse frente al paciente.

* Colocar la luz puntual junto a la barbilla del examinador, de forma que ilumine la parte media de la cara del paciente, a la altura de las cejas.

* Indicar al paciente que mire a la parte media de nuestras cejas.

* Hacer coincidir el cero de la regla milimetrada con el reflejo corneal del ojo derecho del paciente.

* Observar el valor coincidente de la regla milimetrada, justo con el reflejo corneal del ojo izquierdo. Este es el valor de la distancia interpupilar de cerca.

* Anotar el resultado.

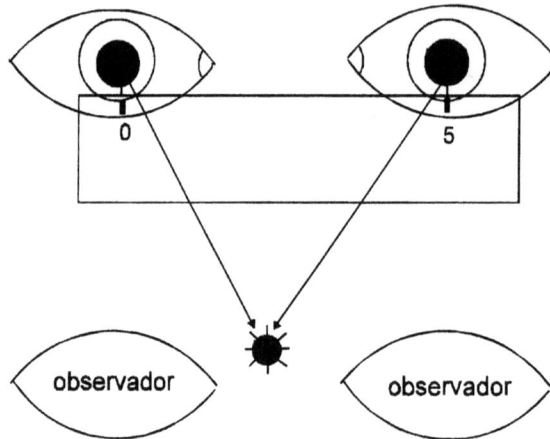

Fig.2.4 Medida de la distancia interpupilar de cerca según los reflejos corneales

2.2.5 Medida de la distancia naso e interpupilar con el interpupilómetro

MATERIAL

* Interpupilómetro de reflejo corneal.

MÉTODO

* Preparar el instrumento para visión lejana o visión próxima según la distancia que vayamos a medir.

* Adaptar el instrumento a la cara del paciente.

* Indicar al paciente que observe los puntos luminosos dentro del aparato.

* Hacer coincidir, desplazando los mandos adecuados, la línea negra vertical correspondiente a cada ojo, con los reflejos corneales de cada uno de ellos.

* Leer la medición en la escala del instrumento.

NOTA: Con este instrumento obtenemos la medida de las distancias nasopupilares derecha e izquierda, así como la medida de la distancia interpupilar tanto de lejos como de cerca.

ANOTACIÓN DE LOS RESULTADOS

-Dip • •> distancia interpupilar

-Dnp • •> distancia nasopupilar

Ejemplo 1:   DIP: 62 mm/57 mm

El numerador corresponde a la distancia interpupilar en VL y el denominador en VP.

Ejemplo 2:   DNP (VL): 32 mm/33 mm

El numerador corresponde a la distancia nasopupilar del OD y el denominador a la del OI en VL.

Ejemplo 3:   DNP (VP): 29 mm/30 mm

El numerador corresponde a la distancia nasopupilar del OD y el denominador a la del OI en VP.

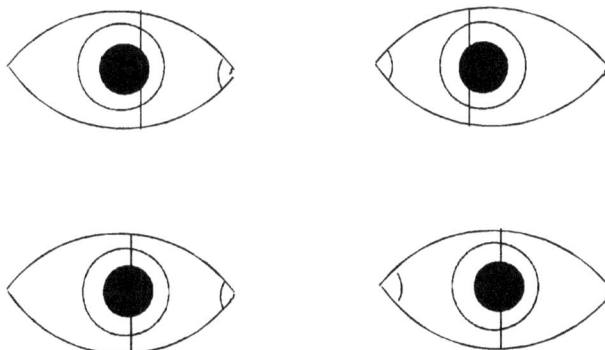

Fig 2.5 Medición de la DNP y la DIP con el interpupilómetro de reflejo corneal.

NOTA: Las mediciones realizadas teniendo en cuenta los reflejos corneales son más exactas y fiables.

2.3 Medida de la agudeza visual

2.3.1 Medida de la AV en adultos

OBJETIVO

Conocer el poder de discriminación tanto monocular como binocular, en visión de lejos como de cerca, con corrección y sin ella.

MATERIAL

* Optotipo para visión de lejos.

* Optotipo para visión de cerca.

* Oclusor.

* Agujero estenopeico.

MÉTODO

A. Medida para visión de lejos:

* Iluminación ambiental de la sala.

* Proyectar el optotipo para visión de lejos.

* Realizar el test con/sin corrección, según el criterio del examinador en cada caso .

* Ocluir el ojo izquierdo.

* Hacer leer hasta la máxima agudeza posible del paciente.

* Ocluir el otro ojo y repetir la operación.

* Realizar la medición en condiciones binoculares.

* Anotar los resultados.

En caso de que el paciente no obtenga una agudeza visual aceptable, utilizar el agujero estenopeico:

* Si mejora la agudeza visual se tratará de un defecto refractivo no compensado.

* Si no mejora o incluso empeora podemos sospechar de un estado patológico.

B. Medida para visión de cerca

* Buena iluminación en la zona de lectura.

* Presentar el optotipo de lectura teniendo en cuenta la distancia para la cual ha sido diseñado.

* Realizar el examen con/sin corrección, dependiendo de cada caso.

* Ocluir ojo izquierdo.

* Hacer leer al paciente hasta la máxima agudeza visual posible.

* Ocluir el otro ojo y repetir la operación.

* Tomar la agudeza binocularmente.

* Anotar los resultados.

ANOTACIÓN DE RESULTADOS

-AV_{VL} • •> agudeza visual en visión lejana.

-AV_{VP} • •> agudeza visual en visión próxima.

	• • •> Decimal: 0,5; 0,8; 1
Anotación según la escala utilizada	• • •> Snellen en metros:6/2; 6/6; 5/7; 5/5
	• • •> Snellen en pies: 20/80; 20/30; 20/20

Tabla 2.3.1 Equivalencias de AV en diferentes tipos de anotaciones

SIST.DECIMAL	SNELLEN METR.(5)	SNELLEN METR. (6)	SNELLEN PIES
0,1	5/50	6/60	20/200
0,2	5/25	6/30	20/100
0,3	5/15	6/18	20/70
0,4	5/12	6/14	20/50
0,5	5/10	6/12	20/40
0,6	5/8	6/10	20/35
0,7	5/7	6/8	20/30
0,8	5/6	6/7	20/25
0,9			
1	5/5	6/6	20/20

Ejemplo 1 AV_{VL} sc: OD: 0,5
                                   OI:0,4

                                   AO: 0,5

Ejemplo 2 AV_{VL} cc: OD: 1,0 AV_{VP} cc: OD: 1,0
                                   OI: $0,9^{+2}$ OI: 1,0

                                   AO: 1,0   AO: 1,0

Ejemplo 3 AV_{VL} sc: OD: 20/30 AV_{VL} cc: OD:20/20
                                   OI: 20/25   OI:20/20

                                   AO: 20/25   AO: 20/20

NOTA: El signo "+" indica que se han leído letras de una AV superior a la anotada. El signo "-" se refiere a no leer correctamente alguna letra de la línea anotada.

2.3.2 Medida en niños en edad preescolar

Los objetivos son los mismos que en el adulto, solo variará el método, que deberá adaptarse teniendo en cuenta los diversos aspectos del desarrollo del niño.

A. Niños de 0 a 3 años

A.1 Métodos de fotorrefracción

Consisten en realizar unas fotografías del niño y estudiar el color del reflejo pupilar cuando este mira directamente a la cámara.

* Se precisan tres fotografías:
          * Una con el niño situado a unos 75 cm de distancia de la cámara, para determinar el tamaño de la pupila.

          * Otra con la cámara enfocada a 50 cm.

          * Otra con la cámara enfocada a 150 cm.

* Comparamos las fotografías dos y tres; si la borrosidad de la imagen pupilar es mayor a 150 cm que a 50 cm, el niño es hipermétrope con respecto a esa distancia de trabajo.

* La interpretación es la inversa en el caso de una miopía.

* En el astigmatismo, se observa la forma y orientación de los meridianos de máxima y mínima potencia refractiva.

* Si no hay reflejo o es de color rojo oscuro y los reflejos corneales son simétricos, el niño ha mirado con ambos ojos a la vez y coordinadamente.

* Si uno o ambos ojos no han enfocado o mirado adecuadamente, el reflejo será más claro y brillante.

A.2 Test de mirada preferencial

* Iluminación ambiental evitando sombras y reflejos.

* Distancia de examen:
       * niños de 0 a 6 meses   ----- 38 cm
       * niños de 7 meses a 3 años   ----- 55 cm
       * niños > 3 años   ----- 84 cm

A.2.1 Campo cerrado

* Observar dos círculos sobre fondo negro, uno con líneas alternativamente blancas y negras y otro gris.

* El optometrista se situará detrás de la cabina y mirará por un agujero central.

* Observar hacia donde dirige la mirada el niño.

* Ocluir el ojo izquierdo.

* Presentar las líneas al niño; si mira hacia ellas indica que las ve.

* Variar los niveles de AV, cambiando la anchura de las franjas, hasta que el niño demuestre   que ya no percibe las tarjetas.

* Los resultados se anotarán en ciclos /grado.

* Ocluir el ojo derecho y repetir la operación.

* Comprobar la AV binocular.

NOTA: Se puede estimular al niño mostrándole algún muñeco por encima de la cabina.

A.2.2 Campo abierto

* Sentar al niño a la distancia adecuada. El examinador se situará en frente del mismo, de manera que la altura sea la adecuada para la presentación de las cartas a nivel de la mirada del niño.

* Presentar las cartas donde en un lado habrá un cuadrado con rayas blancas y negras y el otro lado será gris.

* Observar la mirada del niño, por el agujero central de la carta.

* Ocluir el ojo izquierdo.

* Presentar las cartas observando la mirada del niño.

* Cambiar las cartas, variando los niveles de AV, hasta que el niño no demuestre mirar hacia   ellas o se distraiga.

* Los resultados se anotan en ciclos/grado.

* Repetir la operación con el ojo derecho ocluido.

* Comprobar la AV binocular.

NOTA: Es importante que el optometrista no conozca de antemano dónde están situadas las líneas, para así no influir en la respuesta.

Puede incitarse al niño, si la edad lo permite, a que señale con su dedo hacia donde están las líneas, o bien jugar a esconderse, o cualquier otro truco que haga mantener su atención.

Fig.2.6 Test de mirada preferencial de campo abierto

A.3 Test de Cardiff

* Consiste en la combinación de los principios del test de mirada preferencial y de los optotipos de figuras reconocibles. Basándose en la premisa de que cuando se le presentan al niño dos estímulos diferentes, éste se fijará antes en la zona dibujada que en la superficie sin figura.

* Destinado a niños de 1 a 3 años, aunque puede utilizarse al igual que el test de mirada preferencial para niños mayores o adultos con retardo mental.

* Utiliza figuras familiares: pez, coche, tren, casa, barco y pato, de tamaño constante, colocados indistintamente en la parte superior o inferior de cada carta de presentación. Existen tres cartas para cada nivel de agudeza visual.

* Los rangos de AV van de 6/4,8 a 6/60 (20/20 a 20/200) a 1 m de distancia y de 6/9.6 a 6/120 medida a 50cm.

MÉTODO

* Distancia de examen: 1 metro o 50 cm.

* Sentar cómodamente al paciente y colocarse delante del mismo. Presentar las cartas empezando por el de AV mayor alternando la distancia de 1m y 50cm.

* Se presenta la primera carta a nivel de los ojos del paciente. El examinador observará el movimiento de los ojos hacia arriba o abajo, indicando la dirección de preferencia de mirada. Se anota mentalmente este resultado.

* Se presenta la segunda carta del mismo nivel de AV y se observa de nuevo el movimiento de los ojos.

* El examinador comprueba que la respuesta del paciente sea correcta.

* Si la respuesta es correcta, se presenta la siguiente secuencia de cartas con el mismo procedimiento.

* Si la respuesta no fue correcta o no se observó un fijación muy definida, se presenta la serie del nivel de AV anterior utilizando las tres cartas de la misma.

* La prueba finaliza cuando dos de las tres cartas son vistas de forma correcta.

* Es importante tener únicamente en cuenta la dirección de mirada y no utilizar las indicaciones verbales o de señalar con el dedo que nos ofrezca el niño como respuestas correctas.

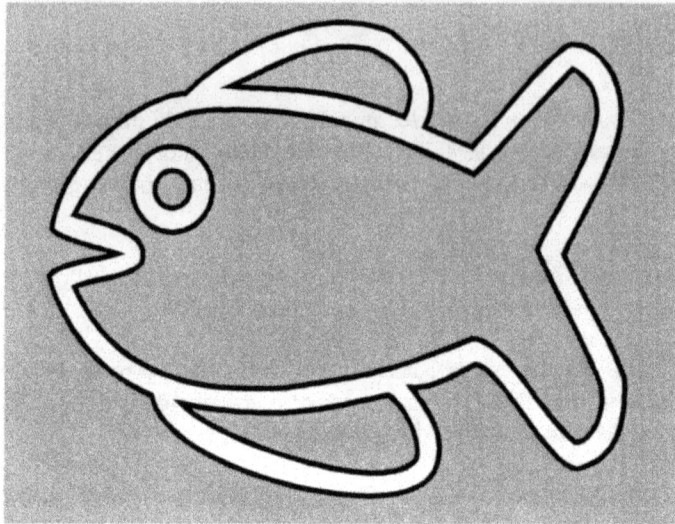

Fig.2.7 Test de Cardiff

B Niños de 3 a 6 años

B.1 Métodos direccionales

* Se le proporciona al niño un modelo para que lo oriente en la misma dirección en la que él está viendo la figura que se le muestra.

* E de Snellen orientable.

* C de Landolt.

* Test de Sjogren de la mano orientable.

B.2 Test de las ruedas rotas

* Consiste en unos coches donde las ruedas son anillos de Landolt.

* Presentar al niño dos coches a la vez, calibrados con la misma AV. Uno de los coches tendrá las ruedas completas y el otro no.

* Indicar al niño que nos señale o indique el coche que tiene las ruedas rotas.

B.3 Test de las letras de Sheridan

* Consiste en 7 letras seleccionadas según su simetría, de forma que parecen las mismas letras si se observan al revés.

* Las letras son: H,O,T,V,X,U,A.

* Mostrar al niño algunas letras grandes en visión próxima.

* Averiguar si las conoce o puede señalarlas en su tarjeta de muestra.

* Si la respuesta es afirmativa, hacer la prueba en visión de lejos.

* La escala de AV va desde 6/6 hasta 6/60 a 6 metros.

* Si no lo ha hecho bien, se le puede enseñar a ejecutar la prueba, si no lo comprende cambiar de test.

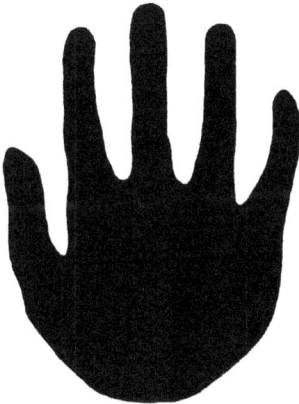

Fig.2.8 Test de Sjogren de la mano orientable

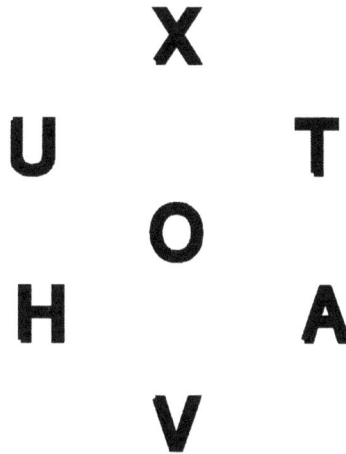

Fig.2.9 Test de las letras de Sheridan

B.4 Test de New York Lighthouse

* Diseñado para baja visión.

* Consiste en tres figuras que son: un paraguas, una manzana y una casa.

* Indicar al niño que empareje la figura que se le muestra, con una de las que él tiene.

* La escala de AV va desde 20/200 hasta 20/10.

2.3.3 Medida en niños mayores de 6 años

Se utilizan los mismos métodos que en los adultos siempre y cuando el desarrollo psicomotor se corresponda con la edad del niño; se espera, por tanto, colaboración y comprensión del test.

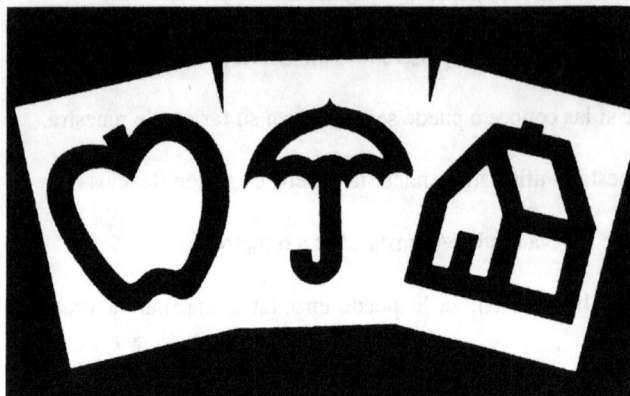

Fig.2.10 Test de New York Lighthouse

2.3.4   Medida en pacientes con baja visión

MÉTODO

A Medida para visión de lejos

* Condiciones de iluminación adecuadas para cada paciente.

* Utilizar optotipos que no sean de proyección a 5 m.

* Utilizar optotipos a 3 m o más cerca, que sean fáciles de desplazar.

* No usar el método de contar dedos. Es equivalente a una letra de 0,1 o 0,05 a 1 m y resulta mucho más gratificante para el paciente ser capaz de leer algún simbolo.

* Empezar midiendo la AV a una distancia próxima, por ejemplo a 0,5 m para si es necesario alejarse a 1 m, 2 m, etc.

* Realizar el test con la corrección.

* Medir la AV en ambos ojos aunque el paciente indique que no ve nada con algún ojo.

* Ocluir en primer lugar el ojo de peor visión.

* Animar al paciente a adivinar las letras, indicando que mueva la cabeza y los ojos si es necesario con el objeto de ver mejor.

* Anotar cuántas letras de una misma línea se pueden ver a la vez. Nos indica la presencia de un escotoma central o periférico, así como la dirección precisa de la fijación excéntrica.

A.1 Cartas para VL Fleinbloom

* Consiste en una libreta donde las figuras son números.

* Los rangos de AV van desde 20/700 a 20/20 a 4 m de distancia.

* Existe una versión de este test con letras, cuyas AV van desde 20/600 a 20/60 a 4 m.

* Calcular el valor equivalente de la AV, teniendo en cuenta la distancia a la cual ha sido tomada.

A.2 Test de Bailey-Lovie

* Consiste en una tabla, que puede estar colocada en un dipositivo móvil, con letras diseñadas en un progresivo tamaño constante. Cada línea tiene el mismo número de símbolos y un espaciado constante entre líneas y letras.

* La AV está calculada en términos del logaritmo del mínimo ángulo de resolución.

B Medida para visión de cerca

* Buscar la mejor iluminación para el paciente.

* Pueden utilizarse tests de letras sueltas o de texto continuado.

* Las letras sueltas son útiles para una evaluación rápida previa al uso de un texto.

* Es recomendable utilizar el optotipo Lighthouse de letras o texto diseñado en el sistema M.

NOTA: Estos son solamente algunos de los tests que se pueden utilizar. Existen en el mercado muchos otros adaptados tanto para niños como para adultos.

ANOTACIÓN DE RESULTADOS

Ejemplo 1: AV_{VL} cc a 3 m: OD: 0,03 AV_{VP} cc: OD: 10M
                                 OI: 0,2   OI: 4M

Ejemplo 2: AV_{VL} cc a 3 m: OD: 0,16 AV_{VP} cc: OD: 2,4M
                                         OI: PL   OI: 2M

NOTA: Significado de las abreviaciones utilizadas para describir distintas situaciones visuales no
       medibles con optotipos:

* MM - Movimiento de manos: distingue movimiento de mano
* L.L. - Localiza: ve luz y sabe por donde (anotar las zonas de campo visual sin afectar)
* PL - Percibe luz: ve luz simplemente pero no sabe por dónde
* NPL - No percibe luz

Tabla 2.3.2 Equivalencias entre las distintas notaciones en VP

Snellen	Jaeger	Decimal	Métrica	Tipos imprenta
20/20		1	0,4M	Notas pie página
20/25	J1-J2	0,8	0,5M	Revistas. Biblia
20/30		0,66	0,6M	
20/40	J4-J5	0,5	0,8M	Periódicos. Textos esc. secundaria
20/50	J6	0,4	1M	Libros niños. Periódicos
20/60	J8	0,33	1,2M	Macrotipo
20/80	J9-J11	0,25	1,6M	Macrotipo
20/100	J11-J12	0,20	2M	Subtítulos periódicos
20/200	J17	0,10	4M	Títulos periódicos

2.4 Medida de la sensibilidad al contraste

OBJETIVO

Evaluar la capacidad visual para discriminar pequeños detalles bajo diferentes condiciones de contraste del objeto.

Esta prueba también es útil para evaluar los efectos de ciertas patologías sobre la visión del paciente, así como en algunos problemas neurológicos como la esclerosis múltiple.

Se ha demostrado que medir la sensibilidad al contraste es una medida excelente para la detección precoz y cuantificación del glaucoma. En casos de cataratas, el valor obtenido de AV no cuantifica de forma eficaz la pérdida de visión causada por la opacidad, mientras que las pruebas de contraste si pueden. Respecto a la degeneración macular, se ha encontrado que pacientes con una AV relativamente bien conservada, mostraban un deterioro marcado en la sensibilidad al contraste para frecuencias espaciales altas o intermedias.

Resulta útil también llevar a cabo la curva en pacientes usuarios de lentes de contacto, que presenten un astigmatismo muy elevado o ambliopía.

Una persona puede tener una buena AV; sin embargo, su curva de sensibilidad al contraste estar disminuida y por este motivo puede tener problemas en ciertas situaciones visuales de la vida real.

MATERIAL

* Test de sensibilidad al contraste para visión de lejos.

* Test de sensibilidad al contraste para visión de cerca.

* Oclusor.

MÉTODO

* Iluminación ambiental de la sala, procurando que no se formen reflejos ni sombras en la pantalla.

* Colocar al paciente a la distancia adecuada según el test empleado.

* Realizar el test con o sin corrección según el criterio del examinador.

* Ocluir el OI.

* Hacer leer hasta la máxima discriminación posible.

* Ocluir el otro ojo y repetir la operación.

* Anotar los resultados en la ficha con el fin de confeccionar la curva de sensibilidad al contraste.

A. Test Vistech VCTS-6500

* Pantalla a 3 m del observador y la altura a nivel de los ojos.

* Consiste en 6 filas con series de barras con una frecuencia espacial dada, pero con diferente contraste.

* La frecuencia espacial utilizada en sentido vertical es de: 1, 2, 4, 8, 16, y 24 ciclos/grado (determina capacidad de discriminación visual).

* Cada red posee 9 niveles diferentes de contraste, que disminuyen de izquierda a derecha (determina capacidad de discriminación con diferente nivel de contraste).

* Cada red puede estar orientada verticalmente,o inclinada 15° hacia la derecha o la izquierda.

* El paciente indica hacia dónde vé orientada las barras de cada red en cada linea.

* Se anotan los datos de ambos ojos en la gráfica.

* Para una mejor diferenciación puede utilizarse la misma gráfica anotando los datos de cada ojo en distinto color.

* Se comparan las curvas de sensibilidad al contraste de cada ojo con la curva normal.

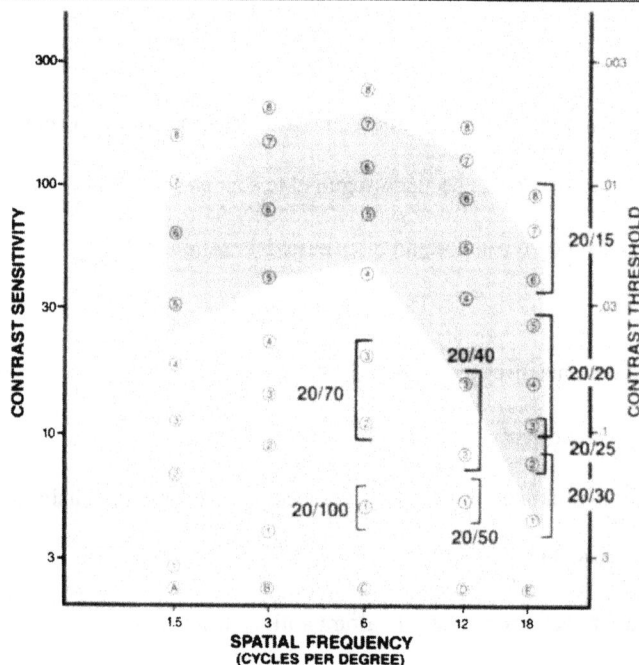

(A)

Patient Name _____ Age _____ Date _____

Standard Acuity

		20/70	T O Z	20/30	E D F C Z P
20/200	E	20/50	L P E D	20/25	F E L O P Z D
20/100	F P	20/40	P E C F D	20/20	D E F P O T E C
				20/15	L E F O D P C T

Contrast Sensitivity/Functional Acuity

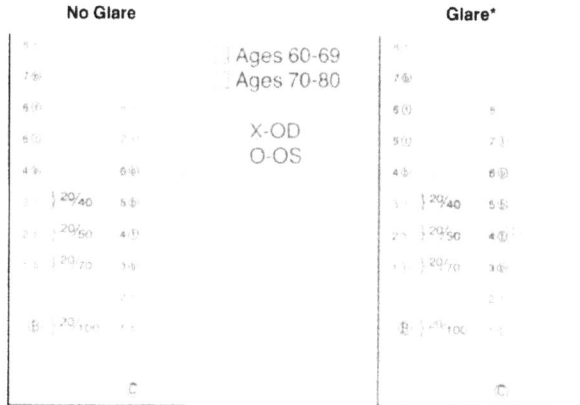

| No Glare | Glare* |

Ages 60-69
Ages 70-80

X-OD
O-OS

*For use with hand-held glare tester.

Real-World Driver's Test

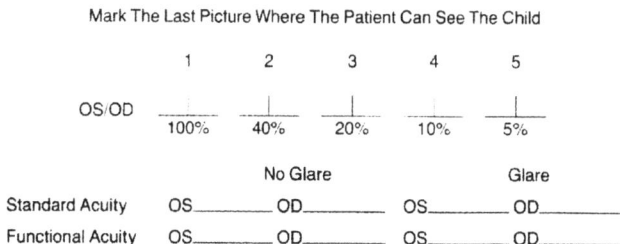

Mark The Last Picture Where The Patient Can See The Child

| | 1 | 2 | 3 | 4 | 5 |
| OS/OD | 100% | 40% | 20% | 10% | 5% |

	No Glare	Glare
Standard Acuity	OS_____ OD_____	OS_____ OD_____
Functional Acuity	OS_____ OD_____	OS_____ OD_____

(B)

Fig. 2.10 Gráficas de sensibilidad al contraste: (A) test VCTS-6500, (B) test csv-1000

B. Test CSV-1000

* Consiste en cuatro filas, que pueden iluminarse separadamente mediante un mando a distancia.

* La unidad calibra automáticamente el nivel de luz del instrumento en 85 cd/mm.

* La distancia de examen recomendada es de 2,5 m, aunque puede utilizarse desde 2 hasta 3 m aproximadamente.

* Empezar por la fila A.

* Se pregunta al paciente si ve las barras en el primer círculo.

* Indicar al paciente que complete cada fila, diciendo si las barras aparecen el círculo superior, inferior o están en blanco.

* Repetir el procedimiento con las otras filas.

* El tiempo adecuado para realizar el examen es de 30/40 segundos por ojo.

* Anotar los resultados en la ficha para realizar la curva de sensibilidad.

C. Test LH-5

* Consiste en 5 cartas diseñadas para utilizar a 3 m de distancia y una sexta para observarla a 1 m.

* Las cinco primeras cartas presentan una contraste de aproximadamente 2, 3, 5, 10 y 20%.

* Las figuras que presenta cada carta son: cuadrados, círculos, corazones y casas.

* Cada línea del test contiene 5 simbolos, distribuidos de forma que la distancia entre ellos y entre las distintas lineas es la misma.

* Cada carta presenta el mismo contraste y distinta AV que disminuye de arriba a bajo.
* Es importante presentar las cartas perpendicularmente y a la misma altura de la linea visual del paciente.

* La distancia habitual de examen es de 1 m a la cual los optotipos mayores corresponden a una AV de 0,1.

* Si el paciente tiene una baja sensibilidad al contraste y no puede distinguir las figuras de bajo contraste, puede llevarse a cabo la medición a 0,5 m de distancia.

* Anotar los resultados en la ficha correspondiente.

NOTA: Existen en el mercado otros test para evaluar la sensibilidad al contraste como son: test de Arden, test de Melbourne Edge, Optronix CS-2000, test de Ginsburg, el dispositivo de Robson, así como diferentes técnicas electrónicas.

RESULTADOS

* Los problemas refractivos dan una disminución en las frecuencias espaciales altas.

* Las patologías oculares mencionadas presentan una disminución de frecuencias medias o disminuyen toda la curva.

* Los problemas neurológicos disminuyen las frecuencias espaciales bajas.

Bibliografía

1. Adoh,T.O; Woodhouse,J.M. *The Cardiff acuity test used for measuring visual acuity development in toddlers.* Vision research 34, 4:555-560. Feb. 1994.

2. Arden,G.B. *Visual loss in patients with normal visual acuity.* Trans. Ophthal Soc.UK 98:219-231. 1978.

3. Borish,I.M. *Clinical refraction.* Ed. Professional Press. 1970.

4. Carlson,N.B.; Kurtz,D. *Clinical procedures of ocular examination.* Ed. Appleton Lange. 1990.

5. Edwards,K; Llewellyn,R. *Optometria.* Ed. Masson. 1993.

6. Farral,H. *Optometric managment of visual handicap.* Ed.Blackwell Scientific Publications. 1991.

7. Faye,E. *Clinical low vision.* Ed. Little Brown. 1984.

8. Ginsburg,A.P. *A new contrast sensibility vision test chart.* Am.J.Optom.Physiol. Opt. 61: 403-407. 1984.

9. Grosvenor,Th.P. *Primary Care Optometry.* Ed. Professional Press. 1989.

10. Jindra,L.F; Zenon,V. *Contrast sensibility testing: A more complete assessment of vision.* J. Cataract Refract Surg.15:141-48. 1989.

11. Kohl,P.; Samek,B.M. *Gaceta Optica nº 219.* Pag. 497-502. 1989.

12. *Manual de instrucciones Teller Acuity Card Handbook.* Ed. Vistech Consultants. 1990.

13. *Manual de instrucciones CSV-1000*

14. *Manual de instrucciones LH-VA test 5 contrast levels.* Vistest

15. Michaels,D.D. *Visual Optics and refraction.* Ed. Mosby. 1985.

16. Raymond,L.P. *Curso de Optometria Universidad de Montreal.* Vol.I. Vol.II. C.N.O. 1982.

17. Roos, J.E.; Bron,A.J.; Reves, B.C. *Detection of optic nerve damage in ocular hypertension.* Br.J.Ophthal.69: 897-903.1985.

18. Rosner,J. *Pediatric Optometry.* Ed. Butterworths. 1990.

Capítulo 3 Exámenes objetivos

La característica de estos exámenes es que el resultado únicamente se basa en la observación realizada por el optometrista, sin tener en cuenta las apreciaciones del paciente. Estos exámenes pueden servir para realizar diagnósticos diferenciales al compararlos con exámenes subjetivos. También se pueden utilizar como examen diagnóstico en aquellos casos en que el paciente no colabora en los exámenes subjetivos (como es el caso de niños pequeños, deficientes mentales, baja visión,...).
El éxito de estos exámenes radica en la experiencia y los conocimientos del examinador.

3.1 Retinoscopia y esquiascopia

Con estas pruebas se determina el error refractivo del paciente, sin que éste intervenga en el resultado. Es quizá la técnica más importante que debe dominar un optometrista, ya que, aparte de determinar el error refractivo, también obtenemos información cualitativa del sistema visual mediante la observación de las características del reflejo retiniano (intensidad del reflejo, fluctuaciones de intensidad, fluctuaciones del diámetro pupilar,...).

OBJETIVO

Determinar objetivamente el estado refractivo en visión lejana en pacientes que colaboran manteniendo la atención sobre el optotipo.

MATERIAL

* Esquiascopio o retinoscopio.

* Caja y montura de pruebas o foróptero.

* Optotipos de visión lejana.

MÉTODO

* Ajustar la gafa de prueba o el foróptero, con la DIP del paciente.

* Reducir la iluminación ambiental.

* Ocluir el OD del paciente y miopizar el OI hasta que pueda apreciar con dificultad una agudeza visual de 0,3 o 0,4 del optotipo de visión lejana.

* Desocluir el OD.

* Situarse a una distancia de 50 o 66 cm para realizar la observación.

* Observar OD del paciente con el OD y el OI del paciente con el OI.

A. Retinoscopia

* Observar la franja retinoscópica (determinar anchura, color y brillo) en todos los meridianos, tanto con espejo plano como con espejo cóncavo.

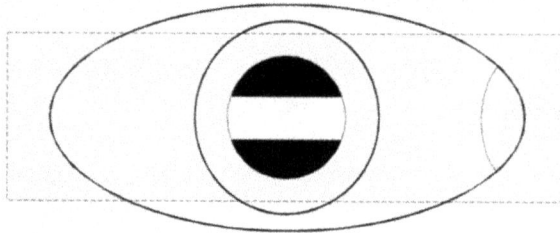

Fig. 3.1 Reflejo retinoscópico

* Determinar los meridianos principales (que son aquellos en los que hay un valor máximo o mínimo de la anchura de la franja intrapupilar y, en caso de no haber diferencia, serán por defecto a 90° y 180°).

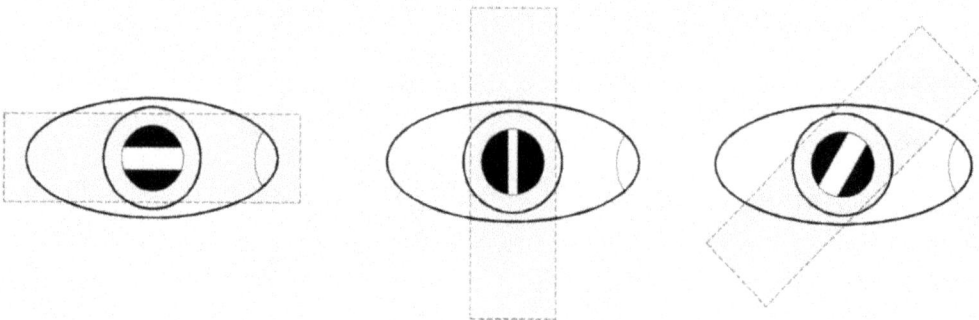

Fig. 3.2 Meridianos principales alineados y franja desalineada

* Elegir uno de los meridianos principales y:

- Si con **espejo plano** se observa franja o movimiento directo, añadir **lentes esféricas positivas** hasta hallar el **punto neutro** (que es un reflejo intenso en el cual no apreciamos ni franja ni sombras) en ese meridiano.

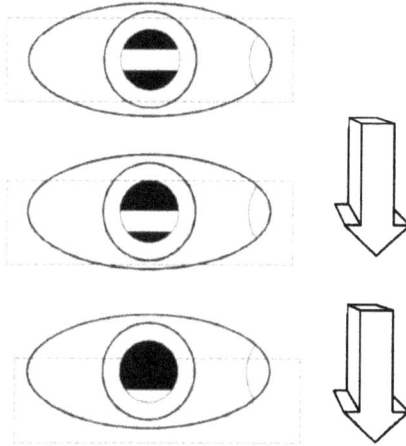

Fig. 3.3 Movimiento directo de la franja retinoscópica

- Si con **espejo plano** se observa movimiento inverso, añadir **lentes esféricas negativas** hasta hallar el punto neutro en ese meridiano.

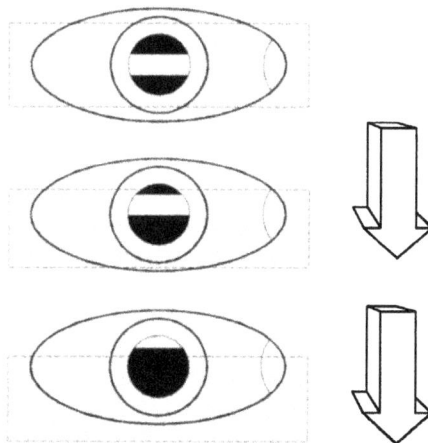

Fig. 3.4 Movimiento indirecto de la franja retinoscópica

- Si con **espejo cóncavo** se observa franja o movimiento directo, añadir **lentes esféricas negativas** hasta hallar el punto neutro en ese meridiano.

- Si con **espejo cóncavo** se observa movimiento inverso, añadir **lentes esféricas positivas** hasta hallar el punto neutro en ese meridiano.

* Observar el otro meridiano principal (rotando 90°) determinando la existencia de reflejo retinoscopico:

- Si persiste el punto neutro estamos ante una ametropía esférica.

- Si aparece franja estamos ante una ametropía astigmática. Situar el eje del cilindro neutralizador en la misma dirección de la franja retinoscópica (dirección del meridiano neutralizado con esferas), de forma que:

- Si con **espejo plano** se observa franja o movimiento directo, añadir **lentes cilíndricas positivas** hasta hallar el punto neutro en ese meridiano.

- Si con **espejo plano** se observa movimiento inverso, añadir **lentes cilíndricas negativas** hasta hallar el punto neutro en ese meridiano.

- Si con **espejo cóncavo** se observa franja o movimiento directo, añadir **lentes cilíndricas negativas** hasta hallar el punto neutro en ese meridiano.

- Si con **espejo cóncavo** se observa movimiento inverso, añadir **lentes cilíndricas positivas** hasta hallar el punto neutro en ese meridiano.

NOTA: Comprobar con ambos espejos si realmente estamos en punto neutro al finalizar la neutralización de ese ojo.

* Comprobar si en todos los meridianos estamos en el punto neutro.

* Dejar este valor en el OD de la gafa o foróptero.

* Realizar el mismo procedimiento para el OI.

* Comprobar de nuevo el OD y si hay una diferencia mayor a 0,50 D. Repetir el examen en ese ojo.

* Comprobar, alternando en ambos ojos, hasta no encontrar diferencia o menor a 0,50 D.

* Sumar algebraicamente la vergencia de la distancia de trabajo al valor bruto de la esfera de la retinoscopia para obtener el valor neto (50 cm equivalen a 2,00 D, 66 cm equivalen a 1,50 D).

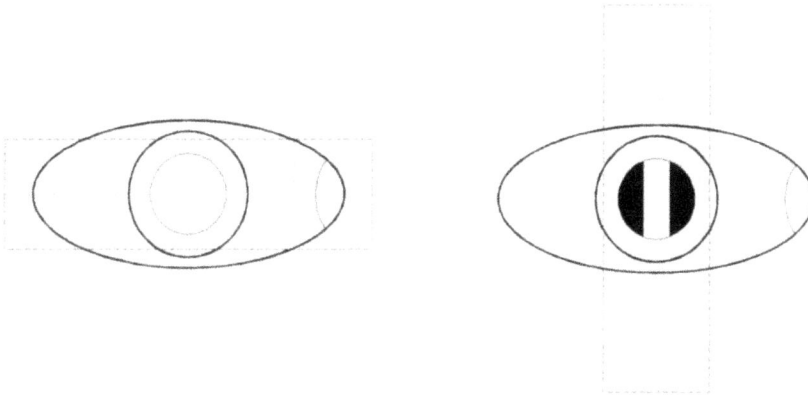

Fig. 3.5 Punto neutro en el meridiano vertical y franja vertical

B. Esquiascopia

* Observar las sombras del reflejo retinoscópico (determinar movimiento, velocidad y brillo) en todos los meridianos.

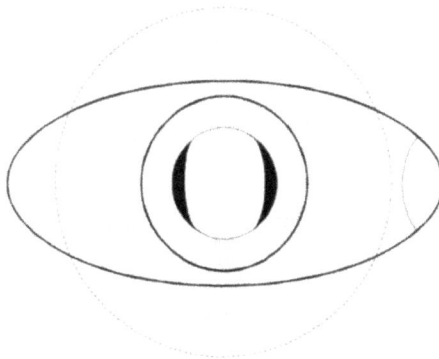

Fig. 3.6 Sombra esquiascópica

* Determinar los meridianos principales (que son aquellos en los que las sombras se desplazan de forma paralela a la dirección del movimiento que nosotros imprimimos al esquiascopio y, en caso de no haber diferencia, serán por defecto a 90° y 180°).

* Elegir uno de los meridianos principales y:

- Si se observa movimiento directo, añadir **lentes esféricas positivas** hasta hallar el punto neutro en ese meridiano.

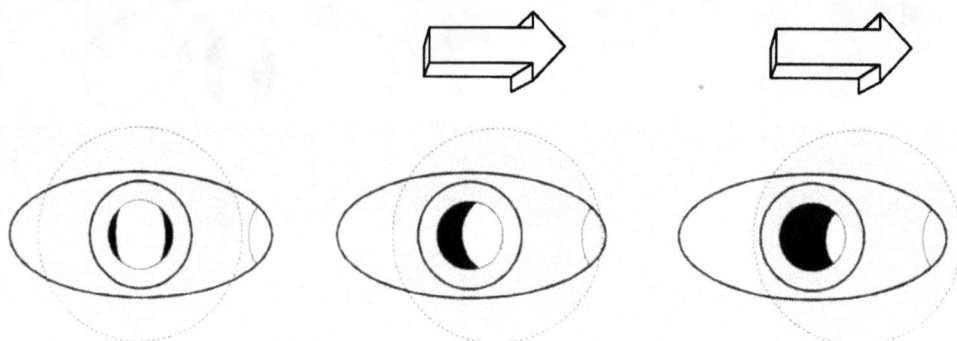

Fig. 3.7 Movimiento directo de las sombras esquiascópicas

- Si se observa movimiento inverso, añadir **lentes esféricas negativas** hasta hallar el punto neutro en ese meridiano.

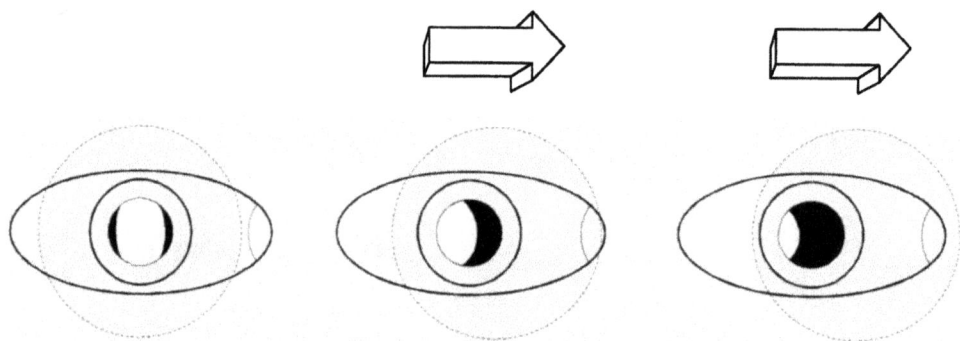

Fig. 3.8 Movimiento inverso de sombras esquiascópicas

* Observar el otro meridiano principal (≈90° del primer meridiano) determinando la existencia de sombras:

- Si persiste el punto neutro estamos ante una ametropía esférica.

- Si existen sombras estamos ante una ametropía astigmática. Situar el eje del cilindro neutralizador en dirección perpendicular al movimiento que imprimimos al esquiascopio, de forma que:

- Si se observa movimiento directo, añadir **lentes cilíndricas positivas** hasta hallar punto neutro en ese meridiano.

- Si se observa movimiento inverso, añadir **lentes cilíndricas negativas** hasta hallar punto neutro en ese meridiano.

* Comprobar si en todos los meridianos estamos en punto neutro.

* Dejar este valor en el OD de la gafa o foróptero.

* Realizar el mismo procedimiento para el OI.

* Comprobar de nuevo el OD y si hay una diferencia mayor a 0,50 D, repetir el examen en ese ojo.

* Comprobar, alternando en ambos ojos, hasta no encontrar diferencia o menor a 0,50 D.

* Sumar algebraicamente la vergencia de la distancia de trabajo al valor bruto de la esfera de la retinoscopia para obtener el valor neto (50 cm equivalen a 2,00 D, 66 cm equivalen a 1,50 D).

OBSERVACIONES

* Asegurarse de no obstruir en ningún momento la observación del optotipo de lejos al paciente.

* Nos podemos encontrar que no podemos apreciar el reflejo retinoscópico por tener un reflejo apagado o por no distinguir los bordes de la franja o la sombra. En este caso nos aproximaremos al paciente para observar mejor el reflejo o las sombras, o añadiremos una lente esférica de potencia media positiva o negativa. Valorar de nuevo en estas condiciones el estado refractivo.

* En caso de hallar sombras en tijera puede ser debido a:

- Que estamos neutralizando en un meridiano diferente al de los ejes principales.

- Que el paciente está sometido a dilatación pupilar.

- La presencia de un queratocono.

- Córneas irregulares por cicatrices.

- Casos en que el paciente ha sido intervenido de cirugía refractiva.

* En caso de observar fluctuaciones en el diámetro pupilar, en el brillo del reflejo o en la anchura de la franja, no existe un buen control sobre la acomodación del paciente.

ANOTACIÓN DE RESULTADOS

* Se debe indicar únicamente el valor neto del examen.

> Ejemplo 1:   Retinoscopia VL: OD: 150° -2,25 -3.00
>   OI: 30° -1,75 -0,75
>
> Ejemplo 2:   Esquiascopia VL: OD: 120° + 0,50 +6,50
>   OI: +7.00

3.2 Otras técnicas de refracción objetiva

3.2.1 Refracción bajo cicloplegia

OBJETIVO

Determinar objetivamente el estado refractivo en visión lejana en pacientes que no colaboran en pruebas subjetivas o no pueden mantener la atención sobre el optotipo. En esta refracción objetiva bajo cicloplegia se manteniene contolada (paralizada) la acomodación mediante fármacos. También se puede utilizar en todos aquellos casos en los que se sospeche de una inadecuada actividad de la acomodación (estrabismo convergente, hipermetropía latente, pseudomiopía, ...).

MATERIAL

* Esquiascopio o retinoscopio.

* Caja y montura de pruebas o foróptero.

* Optotipos de visión lejana.

* Cicloplégico. Los más habituales son los siguientes:

Fármaco	T.M.	T.C.	D.O.	D.M.	A.M.
Atropina 1%	30' - 60'	12 -24 h	24 h	10 - 18 d	+
Escopolamina 0.25%	30' - 60'	1 h	2 h	4 - 6 d	+
Homatropina 5%	30'	1 h	1 - 2 h	36 - 48 h	++
Ciclopentolato 1%	20'	20' - 45'	30'	6 - 8 h	++
Tropicamida 1%	20'	20' - 35'	15'	2 - 6 h	+++

- T.M.: Tiempo que tarda en alcanzar la máxima midriasis (minutos).
- T.C.: Tiempo que tarda en alcanzar el máximo efecto de cicloplegia (horas/minutos).
- D.O.: Duración óptima del efecto cicloplégico (horas/minutos).
- D.M.: Duración máxima del efecto cicloplégico (días/horas).
- A.M.: Acomodación residual al efecto de la cicloplegia.

MÉTODO

* Elegir el cicloplégico más adecuado para el paciente (en función de la edad, problema visual y demanda visual del paciente), instilar y esperar su efecto antes de realizar el examen. Realizar la posología adecuada para cada fármaco.

* Neutralizar el reflejo retiniano mediante las técnicas desarrolladas en el apartado 3.1.1 (retinoscopia y esquiascopia). No es necesario miopizar ya que en este caso la acomodación está paralizada.

* Calcular el valor neto de la refracción (en función de la distancia de trabajo).

OBSERVACIONES

* No es necesario que el paciente mire al optotipo de visión lejana, sino que puede mirar al la luz del retinoscopio.

* El hecho de presentar una marcada midriasis puede inducir a errores en la refracción (debido a las aberraciones periféricas), por lo tanto limitar la observación a la zona pupilar (diámetro de aprox. 4 mm).

* En el momento de prescribir algunos autores consideran un factor corrector (potencia esférica) que se adiciona al valor neto. Este factor se determina teniendo en cuenta:

> - la relajación del tono del músculo ciliar, inducida por el fármaco. De forma que hallamos valores de refracción más positivos, luego al prescribir se descuenta este exceso de potencia positiva de la esfera hallada en el valor neto. Este valor es aproximadamente de 1 D.E.

> - función del error refractivo: en miopes no suele ser necesario descontar todo el positivo, mientras que en hipermétropes sí es necesario.

> - función de la alineación de los ejes visuales y su relación con la actividad acomodativa, es decir, en endoforias y endotropias con componente acomodativo se prescribe el máximo de positivo en la refracción.

* Se debe tener presente las posibles contraindicaciones de estos fármacos antes de realizar este examen. Entre estas cabe destacar el riesgo de provocar una crisis de glaucoma agudo, si el paciente presenta una cámara anterior estrecha.

* Avisar al paciente de los inconvenientes que conlleva esta prueba: fotofobia e incapacidad de enfocar objetos próximos durantes las siguientes horas al examen. En caso de niños pequeños se pueden presentar cambios en el comportamiento (atontamiento, somnolencia, irritabilidad,...) como efectos secundarios al fármaco, que desparecen en pocas horas.

ANOTACIÓN

* Utilizar la misma que en el apartado 3.1.1

      Ejemplo 1:   Retinoscopia VL (ciclopentolato): OD: 150° -1,25 +3,25
                                                              OI: 30° -1,75 +4,00

      Ejemplo 2:   Retinoscopia VL (atropina):   OD: +3,25
                                                              OI: 65° +1,00 +-2,50

3.2.2 Retinoscopia de Mohindra

OBJETIVO

Determinar objetivamente el estado refractivo en visión lejana en pacientes que no colaboran en pruebas subjetivas o no pueden mantener la atención sobre el optotipo. También se puede utilizar en todos aquellos casos en los que se sospeche de una inadecuada actividad de la acomodación (estrabismo convergente, hipermetropía latente, pseudomiopía, ...).

MATERIAL

* Esquiascopio o retinoscopio.

* Caja y montura de pruebas o foróptero.

MÉTODO

* Reducir totalmente la iluminación de la sala, para evitar que el retinoscopio actúe como estímulo acomodativo.

* Pedir al paciente que observe o intentar que mantega la atención (en el caso de niños muy pequeños) en la luz del retinoscopio (cuya intensidad debe ser la mínima posible).

* Neutralizar el reflejo retiniano mediante las técnicas desarrolladas en el apartado 3.1.1 (retinoscopia y esquiascopia) a 50 cm.

* Calcular el valor neto de la refracción (en función de la distancia de trabajo) y añadir un factor de corrección debido a la actividad acomodativa del foco oscuro de la acomodación, de +0,75 D. En definitiva, sumar algebraicamente un valor de -125 D. al valor bruto de la retinoscopia.

OBSERVACIONES

* Esta técnica se utiliza como opción para aquellos casos en los que no es posible utilizar cicloplegia (sucesivas revisiones, antecedentes glaucomatosos, reacciones alérgicas o secundarias a algún componente del fármaco,...).

ANOTACIÓN

* Utilizar la misma que en el apartado 3.1.1

     Ejemplo 1:   Retinoscopia (Mohindra) OD: 75° -0,75 +2,25
                                            OI: 115° -1,25 +4,00

     Ejemplo 2:   Retinoscopia (Mohindra): OD: 120° +2,00 +2,00
                                            OI: 120° +1,00 +2,50

3.3 Queratometría

Es una técnica clínica objetiva que se utiliza para medir la curvatura de la cara anterior de la córnea, y conocer el valor del astigmatismo cornea ya que la córnea es un elemento importante en la refracción ocular.

La información que nos proporciona el queratómetro es de gran ayuda, en pacientes que presentan un reflejo retinoscópico pobre por la existencia de opacidades en los medios intraoculares o bien por presentar un elevado defecto refractivo. También es de gran utilidad cuando hay poca colaboración en el examen subjetivo por parte del paciente (niños, personas disminuidas psíquicamente, etc.). o bien en las personas que deseen una adaptación de lentes de contacto.

Al realizar la medida queratométrica también obtenemos información de la estabilidad de la superficie corneal, como puede ser, la presencia de queratocono, o bien de anomalías degenerativas que la afecten, y también en controlar la evolución de la queratotomía radial, queratoplastias o otras cirugías corneales.

3.3.1 Queratómetro de Javal - Schiotz

OBJETIVO

Medir los radios de curvatura y la potencia de los dos meridianos principales de la cara anterior de la córnea y conocer la naturaleza de la córnea.

MATERIAL

* Queratómetro de Javal.

MÉTODO

* Ajustar el ocular del queratómetro al estado refractivo del examinador. Este paso es muy importante para que la medida obtenida sea exacta, si el ocular no está bien enfocado induciremos un error en la toma de la medida.

* Pedir al paciente que apoye la barbilla y la frente en sus respectivos soportes.

* Ocluir el OI.

* Mover el soporte de la barbilla hacia arriba o hacia abajo hasta que la altura de los ojos del paciente coincida con la marca que hay en el lado izquierdo de la mentonera.

* Indicar al paciente que mire el punto luminoso de fijación que hay en el interior del instrumento.

* Alinear el instrumento con el ojo del paciente. Este primer ajuste se hace mirando por fuera del ocular, alineando con la palanca de control, la marca y la muesca del instrumento con el centro de la pupila del OD del paciente.

* Enfocar y centrar la imagen de las miras reflejadas por la superficie anterior de la córnea. Este segundo ajuste es más preciso. Se hace mirando a través del ocular y desplazando el instrumento hacia delante o hacia atrás.

* Tomar la medida del primer meridiano principal horizontal, alineando la línea de fe de las imágenes centrales, haciéndolas coincidir tangencialmente, sin que se superpongan.

* Memorizar el valor del radio, el de la potencia y el del meridiano en que se ha llevado a cabo la medida.

* Rotar el instrumento, 90° aproximadamente hasta localizar el otro meridiano principal vertical.

* Tomar la medida del segundo meridiano principal vertical, alineando de nuevo la línea de fe de las miras centrales y, seguidamente, hacerlas coincidir tangencialmente.

* Anotar los valores. Primero los valores memorizados del meridiano horizontal, seguidos de los valores que corresponden al meridiano vertical.

* Realizar otra vez todos los pasos para el OI ocluyendo el OD.

NOTA: El queratómetro de Javal - Schiotz está compuesto por dos miras: una es un rectángulo de color rojo dividido por una línea central (línea de fe), y la otra es una doble escalera de color verde, también separada por la línea de fe; cada uno de estos escalones representa una dioptría de astigmatismo.

* Mirando a través del ocular, y gracias al sistema de doblaje que incorporan estos instrumentos para facilitar la medida, podemos observar sobre la córnea una doble imagen de cada mira, dos verdes y dos rojas. Para llevar a cabo la medida tan solo tendremos en cuenta las miras centrales. Se han elegido estos colores que son complementarios para que, si las miras se superponen, se vea la parte superpuesta de color blanco.

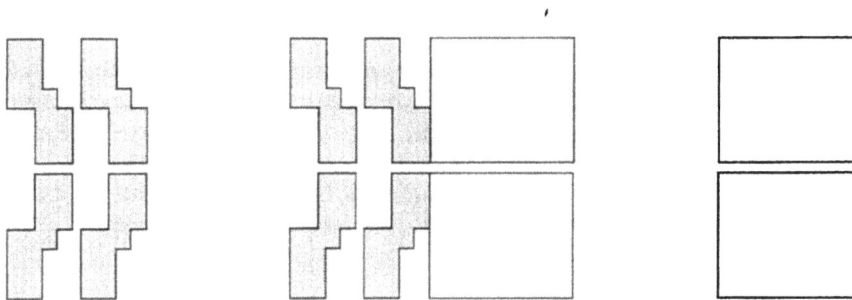

Fig. 3.9 Imagen de las miras alineadas del queratómetro de Javal - Schiotz vistas por el observador sobre la córnea. Medida del meridiano principal horizontal.

MEDIDA

* Primero se realiza la medida de uno de los meridianos principales de la córnea. Para que la medida sea óptima se debe girar el soporte de las miras del queratómetro con el mando de medida, hasta conseguir una perfecta alineación de las miras centrales. Seguidamente ajustamos las miras de tal manera que ambas queden tangenciales entre sí, sin que se superpongan ni se separen. En esta posición se ha de memorizar la medida del radio y la potencia corneal que nos viene indicado, en mm y dioptrías respectivamente. Una vez hayamos realizado esta primera medida giraremos el instrumento aproximadamente 90° en busca del otro meridiano principal de la córnea.

Al buscar el segundo meridiano principal puede ocurrir:

a) Que las miras se mantengan unidas tangencialmente; indican que no existe astigmatismo corneal.

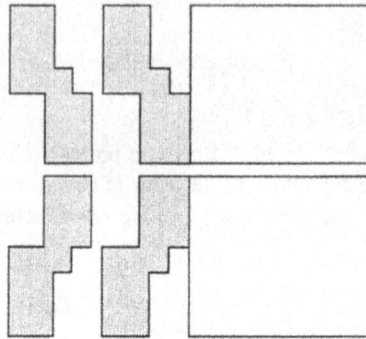

Fig. 3.10 Imagen de las miras del queratómetro de Javal - Schiotz alineadas tangencialmente. Medida del meridiano principal vertical.

b) Que las imágenes de las miras se superpongan una encima de la otra nos indica en este caso la existencia de astigmatismo corneal directo, o que se separen una respecto a la otra, nos indica en este caso la existencia de astigmatismo corneal inverso. Para conocer el valor del radio y de la potencia del segundo meridiano deberán unirse tangencialmente las imágenes de las miras, ya sea separándolas o bien acercándolas. Finalmente se llevara a cabo la anotación de los valores del radio, de la potencia y la orientación de cada uno los meridianos principales.

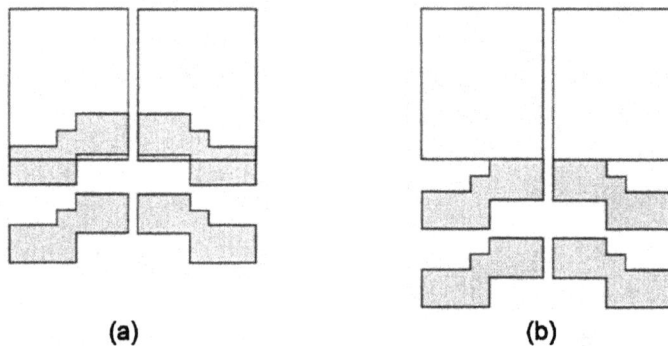

(a)   (b)

Fig. 3.11 Miras del queratómetro de Javal - Schiotz en el meridiano vertical.
a. Miras superpuestas: Indica astigmatismo corneal directo.
b. Miras separadas: Indica astigmatismo corneal inverso.

c) Ante un astigmatismo oblicuo, el proceso de medida de los dos meridianos principales es el mismo excepto que, al contactar tangencialmente las miras centrales en el meridiano horizontal, la línea de fe que las divide no coincide. En este caso, el arco que contiene las miras será balanceado hasta que coincida la línea de fe de las imágenes centrales.

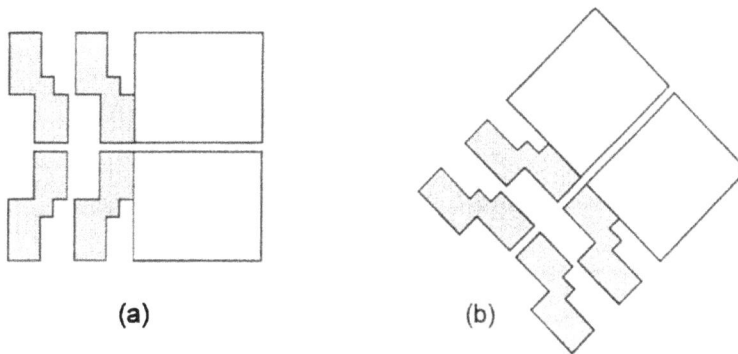

(a)   **(b)**

Fig. 3.12 Miras del queratómetro de Javal - Schiotz, ante un astigmatismo corneal oblicuo.
a. Miras desalineadas
b. Miras alineadas que indican astigmatismo oblicuo.

VALORES NORMALES

Los valores normales de la potencia de la cara anterior de la córnea están comprendidos entre 48,25 D - 39,75 D y el valor de los radios de curvatura está comprendido entre 7,00 mm - 8,50 mm.

ANOTACIÓN DE LOS RESULTADOS

Antes de anotar los resultados se ha de tener presente que cada 0,05 mm de diferencia que exista entre los dos meridianos principales corresponde a 0,25 D de astigmatismo de la cara anterior de la córnea.

Tabla 3.3.1 Ejemplo de la anotación de valores queratométricos

OJO	MERIDIANO	POTENCIA (D)	RADIO (mm)	MERIDANO	POTENCIA (D)	RADIO (mm)
OD	0°	44,75	7,55	90°	44,50	7,60
OI	0°	44,50	7,60	90°	45,00	7,50

La anotación optométrica de los valores queratométricos es la siguiente:

OD: 44,75 D a 0° // 44,50 D a 90°
OI: 44,50 D a 0° // 45,00 D a 90°

Ejemplo 1: Valor del astigmatismo de la cara anterior de la cornea en el OD:

El valor de la potencia astigmática es la diferencia que existe entre los dos meridianos. El valor del eje del astigmatismo nos vien dado por el meridiano de menor potencia.

90° - 0,25D.
Astigmatismo corneal inverso, por ser el meridiano horizontal de mayor potencia.

Ejemplo 2: Valor del astigmatismo de la cara anterior de la cornea en el OI:

0° - 0,50 D.
Astigmatismo corneal directo, por ser el meridiano vertical de mayor potencia.

Ejemplo 3: La diferencia que existe en la potencia de los meridianos del OD es de 0,05 mm; esto implica que el valor del astigmatismo corneal es de 0,25 D y el eje del astigmatismo es a 90° por ser este meridiano el de menor potencia.

Valor del astigmatismo corneal del OD: 90° - 0,25D

NOTA: Es conveniente repetir en cada ojo, un par de veces la medida queratométrica.

3.3.2 Queratómetro de Helmholtz

OBJETIVO

Determinar el radio de curvatura y la potencia de los meridianos principales de la cara anterior de la córnea y conocer la naturaleza de la córnea.

MATERIAL

* Queratómetro de Helmholtz.

MÉTODO

* Ajustar el ocular del queratómetro al estado refractivo del examinador. Este paso es muy importante para obtener unos valores exactos.

* Pedir al paciente que apoye la barbilla y la frente en sus respectivos soportes.

* Ocluir el OI.

* Ajustar la altura de los ojos del paciente hasta que estos coincidan con una marca que hay en el lado izquierdo de la mentonera.

* Alinear el nivelador visual del queratómetro con la apertura parpebral temporal del OD.

* Indicar al paciente que los dos ojos han de estar abiertos y que se fije en la imagen del ojo que se ve reflejado en el centro del instrumento.

* Desplazar suavemente el queratómetro horizontalmente, hasta que el examinador observe, sin mirar a través del ocular, la imagen de la mira queratométrica reflejada sobre la córnea.

* Mirar a través del ocular.

* Mover verticalmente el instrumento hasta que la cruz central vista a través del ocular quede en el centro del círculo inferior que está situado más a la derecha.

* Enfocar la imagen reflejada, moviendo el instrumento hacia delante o hacia atrás, hasta que se consiga que el círculo inferior y de más a la derecha que se ve inicialmente desdoblado se vea una imagen simple, de manera que solo se vean tres círculos en la imagen que se refleja sobre la córnea.

* Mantener constantemente el enfoque y tomar la medida del meridiano horizontal, superponiendo los signos positivos, con el mando de la izquierda. Seguidamente tomar la medida del meridiano vertical superponiendo los signos negativos con el mando de la derecha. Ambos mandos son rotados alternativamente hasta que las cruces y los signos negativos estén alineados.

* Realizar otra vez todos los pasos para obtener las medidas del OI.

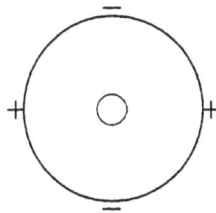

Fig. 3.13 Mira del queratómetro de Helmholtz

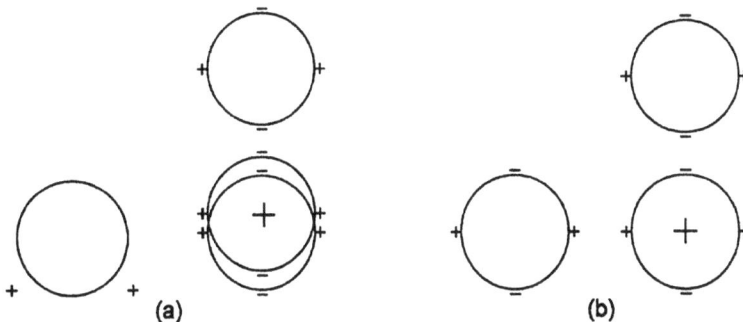

Fig. 3.14 a. Imagen desenfocada vista a través del ocular de la mira queratométrica de Helmholtz
b imagen enfocada vista a través del ocular de la mira queratométrica de Helmholtz

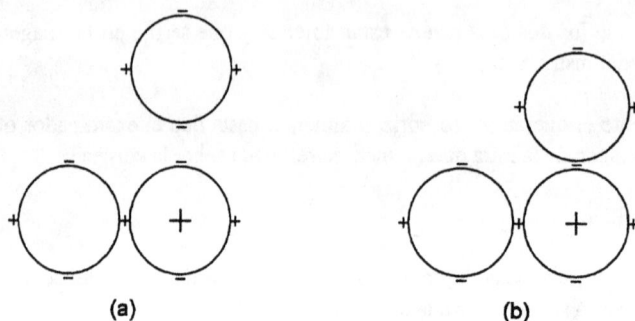

(a)   (b)

Fig. 3.15   a. Posición del signo + una vez tomada la medida del meridiano horizontal.
b. Posición del signo - una vez tomada la medida del meridiano vertical

* En el caso de estar ante un astigmatismo oblicuo, se observará que la imagen de los tres círculos, si está enfocada sobre la córnea, pero los signos positivos y negativos de la imagen reflejada de la mira no coinciden, están desalineadas. En este caso debemos actuar: primero rotando el cuerpo del instrumento hasta alinear los signos positivos y negativos, seguidamente superponer los signos positivos y negativos para poder obtener la medida de los meridianos principales.

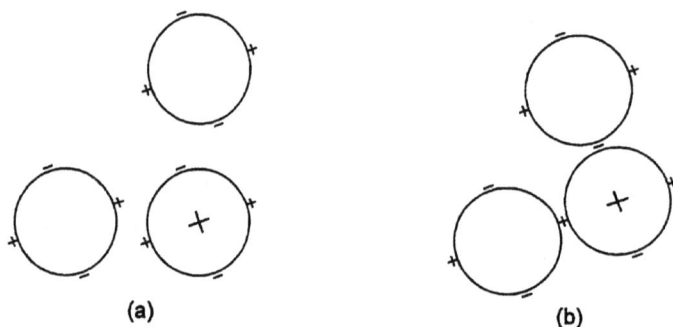

(a)   (b)

Fig. 3.16 (a).Imagen de la mira del queratómetro de Helmholtz desalineada, indicando la presencia de un astigmatismo corneal oblicuo. (b). Imagen de la mira del queratómetro de Helmholtz alineada ante un astigmatismo corneal oblicuo.

VALORES NORMALES

Los valores normales de la potencia de la cara anterior de la córnea están comprendidos entre 48,25 D - 39,75 D y el valor de los radios de curvatura corneales están comprendidos entre 7,00 mm - 8,50 mm.

Tabla 3.3.2 Anotación de los resultados queratométricos

OJO	MERIDIANO	POTENCIA (D)	RADIO (mm)	MERIDIANO	POTENCIA (D)	RADIO (mm)
OD	10°	44,50	7,60	100°	43,00	7,85
OI	5°	44,75	7,55	95°	44,25	7,70

La anotación optométrica de los valores queratométricos es la siguiente:

OD: 44,50 D a 10° // 43,00 D a 100°
OI: 44,75 D a 5° // 44,25 D a 95°

Ejemplo 1: Valor del astigmatismo de la cara anterior de la córnea en el OD:
El valor de la potencia astigmática es la diferencia que existe entre los dos meridianos. El valor del eje del astigmatismo nos vienedado por el meridiano de menor potencia.

100° - 1,50 D
Astigmatismo corneal inverso, por ser el meridiano horizontal de mayor potencia.

Ejemplo 2: Valor del astigmatismo de la cara anterior de la córnea en el OI:

95° - 0,50 D
Astigmatismo corneal inverso, por ser el meridiano horizontal de mayor potencia.

La queratometría puede ser difícil de realizar cuando se presentan situaciones como: cicatrices corneales, edema corneal, exceso de lágrima, queratoconos, hendidura parpebral estrecha, etc.

NOTA: Es conveniente siempre repetir un par de veces las medidas queratométricas.

3.4 Métodos computerizados

En los últimos años se han desarrollado instrumentos más o menos complejos que realizan de forma objetiva y automatizada la medición del error refractivo y la queratometría. El optometrista también las realiza objetiva y clínicamente, pero bajo la influencia de su preparación y experiencia. En ninguno de estos supuestos el paciente interviene con sus indicaciones en el resultado final del examen.

La ventaja de los métodos automáticos es la gran rapidez con la que realizan el examen. En pocos segundos determinan las características corneales y error refractivo del paciente, aunque tienen ciertas limitaciones.

En un principio estos aparatos eran específicos para una determinada técnica pero hoy en día permiten la valoración conjunta o independiente de la refracción objetiva y de la queratometría. En este apartado vamos a desarrollar por separado autorefractómetros y autoqueratómetros.

3.4.2 Autorefractómetro

OBJETIVO

Determinar automáticamente el error refractivo de forma objetiva (eje, potencia cilíndica y potencia esférica) del paciente, sin que intervenga la opinión del pacinete ni del optometrista.

MATERIAL

* Refractómetro automático.

MÉTODO

Dado que existe una gran variedad de autorefractómetros, vamos a describir un mecanismo común a la mayoría de ellos.

* Poner en marcha el instrumento. Rápidamente se encenderá el monitor de TV. Siempre que se encienda el instrumento, presentará un menú de opciones con la que estableceremos el tipo de refracción. Estas opciones pueden ser: signo de la potencia cilíndrica, potencia mínima de lectura de potencia cilíndrica y esférica, distancia de vértice (0, 10,12,17 mm), sobrerrefracción (en caso de usuarios de lentes de contacto), optotipos de agudeza visual, control de acomodación,...

* Colocar cómodamente al paciente. Pedirle que apoye firmemente la barbilla y la frente en la mentonera. Instruir al paciente que mire siempre hacia delante, manteniendo la fijación sobre el test que le presentamos.

* Alinear el instrumento delante del ojo derecho del paciente para que este pueda ser visto a través del monitor.

* Ajustar el enfoque a través de la palanca de control (mando universal). Con el anillo rotatorio centrar la imagen de la mira reflejada por la córnea, en el interior del anillo de la pantalla.

* Presionar el botón que hay sobre la palanca de control, para obtener la medida automática de la refracción. El valor de los resultados aparecerá en la pantalla. Repetir la medida un mínimo de tres veces para cada ojo.

* Imprimir los resultados presionando el botón "PRINTER". De esta manera obtenemos la información de cada ojo por separado (eje/potencia cilíndrica/potencia esférica), la distancia interpupilar y la distancia de vértice a la cual se ha hecho la lectura.

OBSERVACIONES

* Los resultados de estos instrumentos en ningún momento significan el valor de la prescripción, ya que es el optometrista quien determina la prescripción final. Simplemente es un examen preliminar, que permite ahorrar tiempo (ya que esta técnica la puede realizar un asistente) a la hora de realizar un examen refractivo.

* La mayoría de estos aparatos no siempre controlan las fluctuaciones acomodativas en niños y pacientes jóvenes. Esto induce resultados de miopías más elevadas o hipermetropías inferiores al verdadero error refractivo.

* Si aparece "ERROR" en la pantalla en lugar de aparecer los valores de los resultados, quiere decir que nos ha podido ocurrir:

- Que el instrumento no estuviese bien alineado y el paciente haya perdido el fijación.

- Que el reflejo corneal se haya obstruido por culpa del parpadeo. Se indica al paciente en este caso, que abra bien los ojos y que no parpadee.

- Que se haya producido distorsión de la imagen debido a la evaporación de la lágrima.

- Que el valor de la potencia ciíndrica esta fuera del rango de medidas del instrumento.

- Que el valor de la potencia esférica esta fuera del rango de medidas del instrumento.

- Que la presencia de astigmatismos irregulares o distorsiones corneales reflejen una imagen que no pueda ser interpretada por el instrumento.

* En pacientes con erosiones corneales, cicatrices corneales, cataratas maduras, opacidades vitreas, pupilas mióticas o maculopatías puede que el instrumento no sea capaz de realizar las lecturas.

3.4.2. Autoqueratómetro

OBJETIVO

Determinar automáticamente el radio de curvatura y la potencia de la cara anterior de la córnea, tanto en el apex como en la periferia corneal.

MATERIAL

* Queratómetro automático.

MÉTODO

* Poner en marcha el instrumento. Rápidamente se encenderá el monitor de TV. Siempre que se encienda el instrumento, aparecerá automáticamente la opción de tomar la medida de la cornea central, pero en el panel de selección podemos elegir la opción de hacer medidas de la periferia corneal.

* Colocar cómodamente al paciente. Pedirle que apoye firmemente la barbilla y la frente en la mentonera. Instruir al paciente que mire siempre hacia delante, manteniendo los ojos abiertos.

* Situar el instrumento delante del ojo derecho del paciente para que este pueda ser visto a través del monitor.

* Ajustar el enfoque a través de la palanca de control. Con el anillo rotatorio centrar la imagen de la mira reflejada por la córnea, en el interior del anillo de la pantalla.

* Presionar el botón que hay sobre la palanca de control, para obtener la medida automática del radio de curvatura corneal y de la potencia de los dos meridianos principales. El valor de los resultados aparecerá en la pantalla.

* Imprimir los resultados presionando el botón "PRINTER". De esta manera obtenemos la información de cada ojo por separado (radio/potencia/meridiano), la distancia interpupilar y la distancia de vértice a la cual se ha hecho la lectura.

NOTA: Si aparece "ERROR" en la pantalla en lugar de aparecer los valores de los resultados, quiere decir que nos ha podido ocurrir:

- Que el instrumento no estuviese bien alineado y el paciente haya perdido el fijación.

- Que el reflejo corneal se haya obstruido por culpa del parpadeo. Se indica al paciente en este caso, que abra bien los ojos y que no parpadee.

- Que se haya producido distorsión de la imagen debido a la evaporación de la lágrima.

- Que el valor del radio de curvatura corneal del paciente este fuera del rango de medidas del instrumento.

- Que la presencia de astigmatismos irregulares o de distorsiones corneales reflejen una imagen que no pueda ser interpretada por el instrumento.

OBSERVACIONES

Con los autoqueratómetros tenemos la opción de poder hacer las medidas manuales o automáticas. Además podemos elegir la zona corneal sobre la cual queremos hacer la medida.

Bibliografía

1. Bennet,A.G. & Rabbetts,R.B. "Clinical Visual Optics". Ed. Butterworths. 1984.

2. Borish, I.M. *Clinical Refraction* Vol 1 y Vol 2; Ed. The Professional Press. 1980.

3. Edwards K., Llewellyn R. *Optometry* Cap. 8 y 9. Ed. Butterworths. 1988.

4. Eskridge JB., Amos JF., Barlett JD. *Clinical procedures in Optometry* Ed. Lippincott Company. 1991.

5. Gil del Rio,E. *Óptica Fisiológica Clínica.* Ed. Toray S.A. 1984.

6. Giles G.H. *The principles and practice of Refraction* Vol 1; Cap. 10. Hammond,Hammond Ltd. 1960.

7. Grosvenor T.P. *Primary Care Optometry* Cap. 9. Ed. Professional Press Books, 2ª Ed. 1991.

8. Herreman R. *Manual de refractometría clínica* Cap. 6. Ed. Salvat. 1981.

9. Safir, A. *Refraction and Clinical Optics.* Ed. Harper & Row, N.Y. 1980.

Capítulo 4 Examen subjetivo

Es un procedimiento optométrico con el cual se determina el valor refractivo del paciente en visión lejana, teniendo en cuenta las apreciaciones realizadas por él mismo.

El examen subjetivo en visión lejana se divide en diversas fases, y en cada una de ellas se realizan unas pruebas específicas, en función de lo que se desee determinar. Estas son:

- Examen monocular:
    - Determinación aproximada de esfera.
    - Determinación aproximada de eje y potencia del cilindro.
    - Determinación exacta de eje y potencia del cilindro.
    - Determinación exacta de la esfera.
- Equilibrio biocular
- Equilibrio binocular

La dinámica del examen refractivo subjetivo es característica de cada optometrista, es decir, que realizará una secuencia concreta para cada paciente en función de sus conocimientos y experiencia. Para aquellos que se inician en estas técnicas es conveniente que realicen el examen con el máximo orden posible, con el fin de ir adquiriendo soltura y fiabilidad. La secuencia que aquí se desarrolla intenta dar un orden lógico al examen subjetivo de refracción.

Las distintas pruebas que se describen en cada apartado para realizar un determinado examen simplemente son posibles opciones. Es conveniente conocer las diferentes pruebas, ya que es frecuente encontrar que algunas no son fiables en ciertos pacientes. No obstante, cada profesional suele tener preferencia por alguna en concreto.

4.1 Examen subjetivo monocular

En un principio se determina el defecto refractivo de cada ojo por separado y en orden: primero se realizará toda la secuencia en el ojo derecho (determinando la esfera aproximada, eje y potencia aproximada del cilindro, eje y potencia exacta del cilindro y esfera exacta) y luego en el ojo izquerdo. Veamos ahora las técnicas que se pueden aplicar para cada paso.

4.1.1 Determinación aproximada de esfera

Este examen suele iniciarse con el valor neto de la retinoscopia. El hecho de determinar la esfera aproximada subjetivamente, mientras que ya tenemos un valor de retinoscopía, permite detectar problemas refractivos como hipermetropía latente, pseudomiopía,...

En el caso de no disponer de los datos de la retinoscopía se puede realizar directamente partiendo de una potencia neutra.

Los exámenes utilizados habitualmente para determinar la esfera aproximada son:

> a) Método bicromático o duocromo.

> b) Técnica de miopización.

A. Test bicromático o duocromo

OBJETIVO

Determinar la potencia esférica aproximada basándose en que la focalización de unos rayos de luz depende de longitud de onda en la que se emiten.

MATERIAL

* Foróptero o caja y montura de prueba.

* Optotipo específico de la prueba (rojo/verde).

MÉTODO

* Ajustar la DIP a la distancia de lejos.

* Miopizar ambos ojos con +0.50 DE sobre el valor neto de la retinoscopia.

* Cuestionar sobre qué LADO (no sobre qué color) ve más nítidos los símbolos del test.

* Añadir esferas de +0,25 D si ve más nítido los símbolos sobre fondo verde o esferas de -0,25 si ve mejor sobre rojo hasta igualar ambos campos.

* Comprobar la agudeza visual sin el test bicromático.

OBSERVACIONES

* Antes de utilizar esta técnica debemos asegurarnos de que el paciente no presente alteraciones de la visión del color, que podrían provocarnos interpretaciones incorrectas de este examen.

* La anotación de esta prueba no se suele indicar.

B. Técnica de miopización

OBJETIVO

Determinar la lente esférica más positiva que proporcione al paciente su máxima agudeza visual.

MATERIAL

* Foróptero o caja y montura de prueba.

* Optotipo de agudeza visual.

MÉTODO

* Ajustar la DIP a la distancia de lejos.

* Miopizar al paciente hasta una agudeza visual aproximada de 0,3 o 0,4, sobre el valor neto de la retinoscopia.

* Reducir positivos en pasos de 0,25 D hasta que el paciente alcance su mejor agudeza visual con la máxima esfera positiva.

OBSERVACIONES

* Por cada 0,25 D que reduzcamos de potencia positiva el paciente ha de ganar aproximadamente una línea en la escala de agudezas visuales.

* El resultado de esta prueba no se suele anotar.

4.1.2 Determinación aproximada de eje y potencia del cilindro

Este examen se realiza a continuación de la determinación aproximada de la esfera.

Si previamente se había realizado la retinoscopia, no se realiza esta prueba ya que disponemos de unos valores aproximados del eje y potencia del cilindro, con lo que pasa a refinar el eje y potencia cilíndrica.

Si no se ha realizado una retinoscopia o cualquier otro examen que nos aporte unos valores aproximados del eje y potencia cilíndrica, realizaremos este examen siempre que la agudeza visual hallada con la esfera aproximada no sea lo suficientemente buena y sospechemos de un atigmatismo no compensado.

El examen que realizaremos para determinar el astigmatismo aproximado es mediante el test del círculo horario.

Círculo horario

OBJETIVO

Es una técnica subjetiva con la cual ponemos de manifiesto el valor aproximado del astigmatismo y su eje.

MATERIAL

* Foróptero o caja y montura de pruebas.

* Optotipo específico para esta prueba.

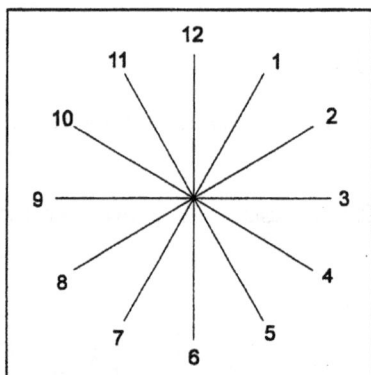

Fig. 4.1 Test del círculo horario

MÉTODO

* Ajustar la DIP a visión lejana.

* Miopizar al paciente hasta una agudeza visual aproximada de 0,4.

* Presentar el test del círculo horario.

* Cuestionar al paciente qué línea ve más oscura o nítida.

* Determinar la dirección de estas líneas y hacer una similitud con las horas del reloj. Multiplicar la menor hora de dicha dirección por 30°, con lo que se obtiene el eje del cilindro negativo del astigmatismo.

Ejemplo:

Si el paciente nos indica ver más nítida la línea que va desde las 2:00 a las 8:00 realizaremos el cálculo del eje del astigmatismo de la siguiente forma:

2:00 x 30° = 60° Siendo este el eje del cilindro negativo del astigmatismo.

* Añadir cilindros negativos, con el eje orientado en la dirección antes determinada, hasta que el paciente indique que ve de igual intensidad todas las líneas del optotipo.

* Proyectar de nuevo el optotipo de agudeza visual e ir **desmiopizando** hasta lograr la mejor agudeza visual.

* Pasar a continuación a refinar el eje y la potencia del cilindro.

POSIBLES RESPUESTAS

* Si inicialmente el paciente ve todas las líneas con la misma intensidad entendemos que el paciente NO tiene astigmatismo.

* Cuando nos indica que ve una línea más oscura que el resto entendemos que el paciente SÍ tiene astigmatismo, y procederemos a realizar el examen antes descrito.

* En el caso de que indique ver más de una línea oscura significa que hemos realizado erróneamente la miopización. Deberemos aumentar la miopización hasta que aprecie únicamente una línea del test más oscura que el resto.

* Cuando el paciente nos dice que no aprecia ningún símbolo sobre la pantalla de proyección puede ser debido a:

a) Que hemos empleado una excesiva miopización.
b) Que el paciente tiene una agudeza visual inferior a la requerida para realizar esta prueba.

OBSERVACIONES

* Puede ocurrir que al ir añadiendo lentes cilíndricas negativas para intentar compensar el astigmatismo el paciente nos indique ver una línea más oscura que las otras, pero distinta a la inicial. Esto significa que el astigmatismo ya ha sido compensado y que con esta última lente cilíndrica se ha creado una hipercorrección cilíndrica.

* El resultado de esta prueba no se suele anotar.

4.1.3 Determinación exacta de eje y potencia del cilindro

Este examen se realiza a continuación de la determinación aproximada de la esfera y potencia del cilindro. Realizaremos este examen mediante el uso de cilindros cruzados.

Cilindro cruzado

Debemos tener presente que la potencia del cilindro cruzado que utilicemos vendrá determinada por la agudeza visual del paciente. Así si:

* AV es 0,8 o superior: cilindro cruzado de ±0,25 D.
* AV entre 0,5 y 0,7: cilindro cruzado de ±0,50 D.
* AV entre 0,2 y 0,4: cilindro cruzado de ±0,75 D.
* AV inferior a 0,2: cilindro cruzado de ±1,00 D.

OBJETIVO

Hallar con precisión el eje y la potencia del cilindro del astigmatismo.

MATERIAL

* Foróptero o caja y montura de prueba.

* Optotipo de agudeza visual.

* Cilindro cruzado suelto.

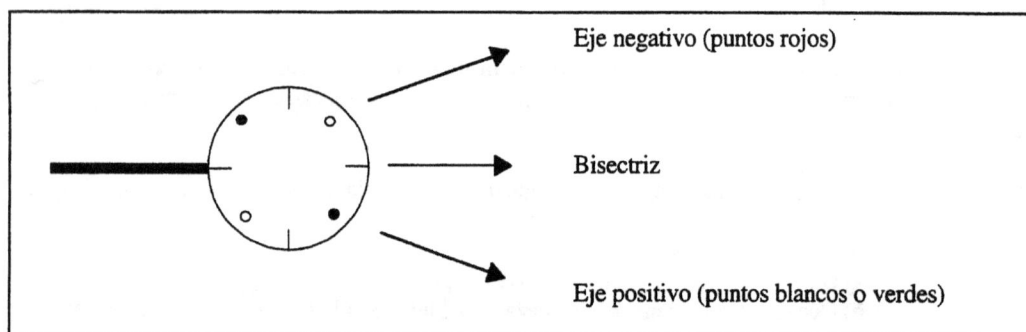

Fig. 4.2 Cilindro cruzado

MÉTODO

* Ajustar la DIP para visión lejana.

* Partimos de los valores de la potencia esférica, de la potencia cilíndrica y del eje del astigmatismo aproximados obtenidos en la retinoscopia o en el examen del círculo horario descrito anteriormente.

* Anteponer el cilindro cruzado.

* Instruir al paciente para fijar su atención en un optotipo de contornos curvilíneos (C,R,P,...)de una escala visual dos líneas inferior a su máxima agudeza visual.

* Primero determinar el eje del cilindro y luego ajustar la potencia del cilindro.

* Afinar el eje del cilindro

a) Alinear la bisectriz del cilindro cruzado con el eje aproximado hallado.

b) Voltear el cilindro cruzado y cuestionar en cuál de las dos posiciones posibles el paciente ve mejor el optotipo que mantiene su atención.

c) En este momento puede ocurrir que: el paciente vea igual en ambas posiciones, lo que indica que el eje hallado corresponde con eje exacto; o que el paciente vea mejor en una de las dos posiciones. En caso de haber diferencia entre las imágenes, cuando el paciente perciba la mejor imagen se debe girar 5° el mango del cilindro cruzado en el sentido del eje negativo, así como el eje del astigmatismo que tengamos en el foróptero o montura de prueba.

d) Reiterar esta operación hasta que no note diferencia de visión en ninguna de las dos posiciones que le presentamos. Entonces habremos determinado el EJE EXACTO DEL ASTIGMATISMO.

* Ajuste de la potencia cilíndrica

a) Alinear el eje negativo del cilindro cruzado con el eje del astigmatismo afinado.

b) Presentar al paciente las dos posiciones del cilindro cruzado.

c) En este momento puede ocurrir: que el paciente vea igual en ambas posiciones, lo que indica que la potencia del cilindro hallado corresponde con la potencia del cilindro exacto; o que el paciente vea mejor en una de las dos posiciones. En caso de haber diferencia entre las imágenes, si el paciente ve mejor cuando coincide el eje negativo del cilindro cruzado con el eje del astigmatismo, añadir cilindro negativo en pasos de 0,25 D.C.

d) Si ve mejor cuando coincide el eje positivo del cilindro cruzado con el eje del astigmatismo, disminuir el cilindro negativo en pasos de 0,25 D.C.
e) Repetir el proceso hasta que no encuentre diferencia entre ambas posiciones. Esta será la POTENCIA CILÍNDRICA.

OBSERVACIONES

* No utilizar potencias de cilindros cruzados mayores que la potencia del cilindro a determinar.

* El resultado de esta prueba no se suele anotar.

4.1.4 Determinación exacta de la esfera

Este último apartado del examen subjetivo monocular tiene como objetivo ajustar la esfera en caso de haber hallado o modificado la potencia cilíndrica en los apartados anteriores.
Si no ha variado la potencia cilíndrica, podemos dar por acabado el examen monocular.

Se puede ajustar exactamente el valor esférico monocular por cualquiera de los métodos siguientes:

> a) Técnica de miopización.
>
> b) Test bicromático.
>
> c) Cilindros cruzados fijos.

A. Técnica de miopización

OBJETIVO

Refinar la potencia esférica que proporcione al paciente la mejor agudeza visual con la máxima lente positiva.

MATERIAL

* Foróptero o caja y montura de prueba.

* Optotipo de agudeza visual.

MÉTODO

* Ajustar la DIP en visión lejana.

* Partimos de los valores obtenidos de una esfera aproximada, y de un eje y potencia cilíndrica refinados en los apartados anteriores.

* Miopizar ligeramente al paciente sobre la máxima agudeza visual obtenida.

* Reducir positivos en pasos de 0,25 D hasta que el paciente alcance su mejor agudeza visual con la máxima esfera positiva.

ANOTACIÓN DE LOS RESULTADOS

* Indicar los valores obtenidos monocularmente, la agudeza visual y el test utilizado, ya que los valores de la agudeza visual varían en función del optotipo empleado.

Ejemplo 1

       OD: 80° -2,25 +3,50   AV= $1,2^{-1}$
       OI: 100° -2,50 +2,50   AV= 1,2

B. Test bicromático o duocromo

OBJETIVO

Determinar la potencia esférica aproximada basándose en que la focalización de unos rayos de luz depende de longitud de onda en la que se emiten.

MATERIAL

* Foróptero o caja y montura de prueba.

* Optotipo específico del test.

MÉTODO

* Ajustar la DIP en visión lejana.

* Partimos de los valores obtenidos de una esfera aproximada, y de un eje y potencia cilíndrica refinados en los apartados anteriores.

* Miopizar ambos ojos con +0,50 D sobre la esfera con la que alcanzó la máxima agudeza visual aproximada.

* Cuestionar sobre qué LADO (no sobre qué color) ve más nítidos los símbolos del test.

* Añadir esferas de +0,25 D si ve más nítidos los símbolos sobre fondo verde o esferas de -0,25 si ve mejor sobre rojo hasta igualar ambos campos.

* Comprobar la agudeza visual sin el test bicromático.

OBSERVACIONES

Antes de utilizar esta técnica debemos asegurarnos de que el paciente no presente alteraciones de la visión del color, que podrían provocarnos interpretaciones incorrectas de este examen.

ANOTACIÓN DE LOS RESULTADOS

* Indicar los valores obtenidos monocularmente así como la agudeza visual y el método empleado, ya que este valor varía según el método utilizado.

Ejemplo 1

OD: 150° -0,75 -1,25   AV= $0,9^{+2}$
OI: 30° -1,00 -2,75   AV= $1,0^{-1}$

C. Cilindros cruzados fijos

OBJETIVO

Determinar el valor esférico monocular exacto en visión lejana.

MATERIAL

* Foróptero o montura y caja de pruebas.

* Cilindros cruzados con el eje negativo fijo a 90°.

* Optotipo específico: rejilla en cruz de cinco brazos.

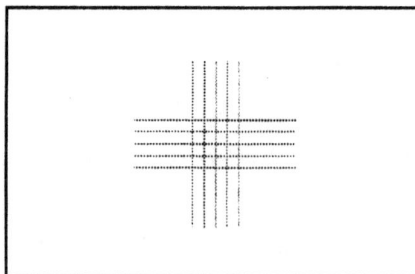

Fig. 4.3 Test de rejilla en cruz de cinco brazos

MÉTODO

* Ajustar DIP para visión lejana.

* Partir del valor refinado del eje y de la potencia cilíndrica monocular, y de la esfera aproximada.

* Anteponer los cilindros cruzados fijos con el negativo a 90°.

* Bajar el nivel de iluminación ($\approx$ 20 lux).

* Pedir al paciente que se fije en la cruz y que nos indique qué líneas ve más oscuras.

* Si ve más oscuras las líneas verticales, añadir esferas negativas o quitar esferas positivas hasta igualar ambas líneas.

* Si ve más oscuras las líneas horizontales, añadir esferas positivas o quitar esferas negativas hasta igualar ambas líneas. Este es el valor de la ESFERA REFINADA.

* Anotar los valores.

ANOTACIÓN DE LOS RESULTADOS

* Indicar el resultado final obtenido, la agudeza visual alcanzada y el método utilizado.

Ejemplo 1

    OD: 150° -2,00 -3,25   A.V.= 1,0
    OI: 30° -2,50 -2,75   A.V.= 1,2

4.2 Examen del equilibrio biocular

Este examen va a continuación de haber realizado el examen subjetivo monocular. Consiste en igualar los estados acomodativos de ambos ojos en condiciones de disociación.

Los métodos a emplear dependen de las agudezas visuales monoculares obtenidas:

        a) Agudezas visuales similares

            - Disociación por prismas.

            - Disociación por polaroides.

b) Agudezas visuales disimilares

- Test bicromático con disociación por prismas.

- Cilindros cruzados fijos con disociación por prismas.

Se entiende por agudeza visual similar cuando la diferencia no es mayor a una línea del optotipo entre ambos ojos.

En este examen no se suelen anotar los resultados obtenidos, por lo que se pasa directamente al examen binocular.

4.2.1 Equilibrio biocular: agudezas visuales similares

A. Disociación por prismas

OBJETIVO

Igualar los estados acomodativos de ambos ojos en visión lejana en condiciones de disociación.

MATERIAL

* Foróptero o gafa de prueba con el valor del examen subjetivo monocular previamente realizado.

* Optotipo tradicional de escala de agudeza visual.
* Prismas de disociación (3 o 4 ∇ BI en OD y 3 o 4 ∇ BS en OI).

* Iluminación ambiental normal.

MÉTODO

* Ajustar la DIP para visión lejana.

* Asegurarse de que ambos ojos están desocluidos.

* Anteponer los prismas de disociación.

* Advertir al paciente que verá dos imágenes desplazadas verticalmente y que debe indicar en cuál se ven las letras más nítidas (no qué pantalla es más brillante).

* Realizar los ajustes necesarios mediante esferas hasta igualar ambas imágenes.

* Retirar los prismas y realizar el equilibrio binocular.

POSIBLES RESPUESTAS

* Si ve más nítida la imagen superior (correspondiente al OD): adicionar esferas positivas en pasos de 0,25 D.E. sobre el OD, hasta que el paciente refiera que ve igual de nítidas la imagen superior e inferior.

* Si ve más nítida la imagen inferior (correspondiente al OI): adicionar esferas positivas en pasos de 0,25 D.E. sobre el OI, hasta que el paciente refiera que ve igual de nítidas ambas imágenes.

* Si ve con igual nitidez la imagen superior e inferior: el objetivo del equilibrio biocular ya ha sido alcanzado. Retirar los prismas disociadores.

* Si no se consigue igualar, porque con una lente ve más nítida la imagen superior y con otra la imagen inferior, dejar con mejor visión al ojo dominante sensorial.

* Si ve una única imagen: incrementar el valor prismático de disociación o cuestionarse una posible supresión.

OBSERVACIONES

* Los cambios dióptricos que se efectúen no pueden ser superiores a 0,50 D.E. En caso contrario, replantearse el examen subjetivo monocular.

* Puede facilitarse la apreciación de la imagen más nítida por parte del paciente si se realiza una adición previa de +0,25 D.E. en ambos ojos.

* No suele anotarse el resultado de este examen, ya que se considera un paso previo al equilibrio binocular.

Nota: Dada la dificultad práctica de realizar este examen en gafas de prueba, puede intentarse un simulacro mediante rápidas oclusiones alternantes.

B. Disociación por polaroides

OBJETIVO

Igualar los estados acomodativos de ambos ojos en visión lejana en condiciones de disociación.

MATERIAL

* Foróptero o gafa de prueba con el valor del examen subjetivo monocular previamente realizado.

* Optotipo tradicional de escala de agudeza visual con filtro polarizado.

* Filtro polaroide en cada ojo.

* Iluminación ambiental normal.

MÉTODO

* Ajustar la DIP para visión lejana.

* Asegurarse de que ambos ojos están desocluidos.

* Anteponer los filtros polaroides sobre cada ojo.

* Presentar el optotipo polarizado de agudezas visuales. El paciente percibirá una única pantalla, en la cual el OD verá los optotipos inferiores y el OI los optotipos superiores (esta es la distribución habitual y, que el paciente ignora).

* Cuestionar al paciente qué símbolos ve más negros en la pantalla.

* Realizar los ajustes necesarios mediante esferas hasta igualar todos los optotipos de la pantalla.

* Retirar los filtros polaroides del foróptero y del optotipo, y realizar el equilibrio binocular.

NOTA: En esta prueba el examinador conoce los símbolos vistos por cada uno de los ojos en función de la disposición de los polaroides. El paciente no es consciente de esta disociación.

POSIBLES RESPUESTAS

* Si el paciente ve más negros los símbolos del OD: añadir esferas positivas en pasos de +0,25 D.E. hasta igualar los símbolos de ambos ojos.

* Si el paciente ve más negros los símbolos del OI: añadir esferas positivas en pasos de +0,25 D.E. hasta igualar los símbolos de ambos ojos.

* Si el paciente ve igual de nítidos todos los símbolos: el objetivo del equilibrio biocular ya ha sido obtenido. Retirar el sistema de disociación y realizar el equilibrio binocular.

* Si sólo ve los símbolos correspondientes a un ojo, cuestionarse una posible supresión.

* Si no se consigue igualar, porque con una lente ve más nítidos los símbolos de un ojo y con la lente inmediatamente siguiente los del otro, dejar con mejor visión a los símbolos correspondientes al ojo dominante sensorial.

OBSERVACIONES

* Los cambios dióptricos que se efectúen no pueden ser superiores a 0,50 D.E. En caso contrario, replantearse el examen subjetivo monocular.

* Puede facilitarse la apreciación de la imagen más nítida por parte del paciente si se realiza una adición previa de +0,25 D.E. en ambos ojos.

* No suele anotarse el resultado de este examen, ya que se considera un paso previo al equilibrio binocular.

4.2.2 Equilibrio biocular: agudezas visuales disimilares

A. Método bicromático

OBJETIVO

Igualar los estados acomodativos de ambos ojos en visión lejana en condiciones de disociación.

MATERIAL

* Foróptero o gafa de prueba con el valor del examen subjetivo monocular.

* Optotipo tradicional de escala de agudeza visual.

* Filtro bicromático que divide a la pantalla en dos partes: rojo y verde.

* Prismas de disociación (3 o 4 ∇ BI en OD y 3 o 4 ∇ BS en OI).

* Iluminación ambiental normal.

MÉTODO

* Ajustar la DIP para visión lejana.

* Asegurarse de que ambos ojos estan desocluidos.

* Presentar el optotipo de visión lejana con una agudeza visual ligeramente inferior a la máxima visión del paciente, y añadir el filtro bicromático.

* Anteponer los prismas de disociación.

* Indicar al paciente que verá dos imágenes, y que fije su atención en la imagen superior (correspondiente al OD).

* Cuestionar quée símbolos ve más negros: sobre fondo rojo o verde. Realizar los ajustes necesarios.

* Hacer que fije su atención sobre la imagen inferior (correspondiente al OI). Repetir el mecanismo.

* Reiterar el procedimiento alternando en ambos ojos hasta igualar los fondos de las dos imágenes.

* Retirar los prismas y realizar el equilibrio binocular.

POSIBLES RESPUESTAS

* Si al fijarse el paciente en cualquiera de las dos imágenes nos indica que ve más nítidos los símbolos sobre fondo rojo: añadir esferas negativas en pasos de 0,25 D.E. hasta igualar ambos campos.

* Si al fijarse el paciente en cualquiera de las dos imágenes nos indica que ve más nítidos los símbolos sobre fondo verde: añadir esferas positivas en pasos de 0,25 D.E. hasta igualar ambos campos.

* Si el paciente aprecia igual de negros los símbolos sobre ambos fondos y en ambas imágenes: el objetivo del equilibrio biocular ha sido conseguido. Retirar los prismas disociadores y realizar el equilibrio binocular.

* Si ve una única imagen: incrementar el valor prismático de disociación o cuestionarse una posible supresión.

* Si no se consigue igualar, porque con una lente ve más nítido sobre fondo rojo y con otra lente el fondo verde, dejar·con mejor visión sobre fondo rojo.

OBSERVACIONES

* Antes de utilizar esta técnica debemos asegurarnos de que el paciente no presente alteraciones de la visión del color, que podrían provocarnos interpretaciones incorrectas de este examen.

* Las adiciones se realizan en pasos de 0,25 D.E. alternadamente sobre cada ojo hasta igualar.

* Los cambios dióptricos que se efectúen no pueden ser superiores a 0,50 D.E. En caso contrario, replantearse el examen subjetivo monocular.

* No suele anotarse el resultado de este examen, ya que se considera un paso previo al equilibrio binocular.

NOTA: Dada la dificultad práctica de realizar este examen en gafas de prueba puede intentarse un simulacro mediante rápidas oclusiones alternantes.

B. Cilindros cruzados fijos

OBJETIVO

Igualar los estados acomodativos de ambos ojos en visión lejana en condiciones de disociación.

MATERIAL

* Foróptero o caja de prueba con el valor del examen subjetivo monocular.

* Optotipo específico: rejilla en cruz de cinco brazos.

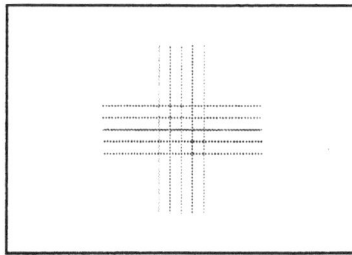

Fig. 4.4 Test de rejilla en cruz de cinco brazos

* Cilindros cruzados fijos con el eje negativo a 90°.

* Prismas de disociación (3 o 4 ∇ BI en OD y 3 o 4 ∇ BS en OI).
* Bajar el nivel de iluminación ($\approx$ 20 lux).

MÉTODO

* Ajustar la DIP para visión lejana.

* Asegurarse de que ambos ojos estan desocluidos.

* Colocar los cilindros cruzados fijos en ambos ojos y presentar el optotipo.

* Anteponer los prismas de disociación.

* Advertir al paciente que verá dos imágenes desplazadas verticalmente.

* Pedir al paciente que observe el test superior y que diga qué líneas ve más oscuras: verticales u horizontales, o si están iguales. Ajustar con esferas hasta igualar las líneas verticales con las horizontales.

* Repetir el procedimiento en el otro ojo.

* Alternar la atención de una imagen a otra realizando ajustes en pasos de 0,25 D.E. hasta conseguir la igualación de ambas imágenes.

* Retirar los prismas disociadores y realizar el equilibrio binocular.

POSIBLES RESPUESTAS

* Si el paciente ve más oscuras las líneas horizontales: añadir esferas positivas en pasos de 0,25 D.

* Si el paciente ve más oscuras las líneas verticales: añadir esferas negativas en pasos de 0,25 D.

* Si el paciente ve igual de oscuras las líneas verticales que las horizontales: el objetivo del equilibrio biocular en ese ojo ha sido alcanzado. Comprobar el otro ojo.

* Si ve una única imagen: incrementar el valor prismático de disociación o cuestionarse una posible supresión.

* Si no se consigue igualar las líneas verticales con las horizontales, dejar la última esfera que permita ver más negras las líneas verticales.

OBSERVACIONES

* Los cambios dióptricos que se efectúen no pueden ser superiores a 0.50 D.E. En caso contrario replantearse el examen subjetivo monocular.

* No suele anotarse el resultado de este examen, ya que se considera un paso previo al equilibrio binocular.

* Si el paciente presenta una preferencia constante sobre la mismas líneas (verticales u horizontales) y no se consigue igualar a pesar de realizar los cambios dióptricos, replantearse el valor cilíndrico del examen subjetivo monocular en visón lejana antes de realizar un diagnóstico erróneo.

NOTA: Dada la dificultad práctica de realizar este examen en gafas de prueba puede intentarse un simulacro mediante rápidas oclusiones alternantes.

4.3 Examen del equilibrio binocular

En este apartado se pretende un ajuste acomodativo en condiciones de binocularidad en visión lejana.

Para ello se miopiza binocularmente al paciente con una esfera de +1,00 D.E. sobre el valor obtenido en el equilibrio biocular, y seguidamente se determina la potencia esférica binocular mediante cualquiera de los métodos siguientes:

- Test bicromático

- Técnica de miopización

- Cilindros cruzados fijos

En este examen se anota el resultado obtenido en condiciones binoculares así como la agudeza visual alcanzada. También es recomendable indicar el método empleado.

En caso de que a pesar de añadir +1,00 D binocularmente el paciente logra enfocar el optotipo, plantearse un error en el control de la acomodación en el examen monocular. No obstante, se puede optar por aumentar la potencia esférica positiva y continuar con el examen.

A. Test bicromático

OBJETIVO

Determinar el valor final del examen subjetivo en visión lejana, tras realizar ajustes esféricos en condiciones binoculares.

MATERIAL

* Foróptero o gafa de prueba con el valor del equilibrio biocular.

* Optotipo tradicional de escala de agudeza visual.

* Filtro bicromático que divide a la pantalla en dos partes: rojo y verde.

* Iluminación ambiental normal.

MÉTODO

* Ajustar la DIP para visión lejana.

* Asegurarse de que ambos ojos están desocluidos.

* Miopizar binocularmente con una esfera de +1,00.

* Presentar el optotipo de visión con el filtro bicromático.

* Cuestionar qué símbolos ve más negros: sobre fondo rojo o verde. Realizar los ajustes necesarios.

* Retirar el filtro bicromático y determinar la agudeza visual que se alcanza en estas condiciones.

* Anotar los resultados obtenidos.

POSIBLES RESPUESTAS

* Si el paciente nos indica que ve más nítido sobre fondo rojo (respuesta esperada): adicionar binocularmente esferas negativas en pasos de 0,25 D.E. hasta igualar la nitidez sobre ambos campos.

* Si el paciente nos indica que ve más nítido sobre fondo verde: adicionar binocularmente esferas positivas en pasos de 0,25 D.E. hasta que se perciba mejor los símbolos sobre fondo rojo y continuar el examen como en el apartado anterior. No obstante, cuestionarse el examen monocular subjetivo.

* Si el paciente nos indica que percibe de forma similar ambos fondos: adicionar binocularmente esferas positivas en pasos de 0,25 D.E. hasta que se perciba mejor sobre fondo rojo y continuar el examen como en el primer apartado.

* Si no se consiguen igualar percepciones de ambos fondos, ya que con una lente se ve mejor sobre fondo rojo y con la siguiente sobre fondo verde: anotar como resultado del examen la primera lente que permite una percepción más nítida sobre fondo verde.

* En algunos casos el paciente puede indicar que siempre ve un campo más nítido que otro, a pesar de que realicemos grandes cambios dióptricos. Este método de examen no es válido para estos pacientes y debe utilizarse cualquier otra técnica del equilibrio binocular.

OBSERVACIONES

Antes de utilizar esta técnica debemos asegurarnos de que el paciente no presente alteraciones de la visión del color, que podrían provocarnos interpretaciones incorrectas de este examen.

ANOTACIÓN DE RESULTADOS

Al finalizar esta prueba debemos indicar los valores obtenidos del examen subjetivo, especificando la agudeza visual obtenida mono/binocularmente, así como el test empleado para determinarla.

Ejemplo 1

    OD: 90° -2,50 -3,00   A.V.= 1
    OI: 85° -2,00 -2,00   A.V.= 1   A.V. B: 1

Ejemplo 2

    OD: 135° +0,75 +1,50   A.V.= 1.2
    OI: 45° +1,00 +3,00   A.V.= 1.2   A.V. B: 1.5

B. Técnica de miopización

OBJETIVO

Determinar el valor final del examen subjetivo en visión lejana, tras realizar ajustes esféricos en condiciones binoculares.

MATERIAL

* Foróptero o gafa de prueba con el valor del equilibrio biocular.

* Optotipo tradicional de escala de agudeza visual.

* Iluminación ambiental normal.

MÉTODO

* Ajustar la DIP para visión lejana.

* Asegurarse de que ambos ojos están desocluidos.

* Miopizar ambos ojos con una esfera de aproximadamente +1,00 D.E. sobre el valor del equilibrio biocular.

* Cuestionar al paciente cómo percibe los símbolos del test. Realizar los ajustes necesarios hasta alcanzar la máxima agudeza del paciente.

* Anotar los resultados del examen, así como la agudeza visual obtenida.

NOTA: Recordar que el objetivo del examen es alcanzar la máxima esfera positiva con la máxima agudeza visual y que debemos corroborar que la adición de lentes negativas (o disminución de lentes positivas) provoca una mejora de agudeza visual del paciente.

POSIBLES RESPUESTAS

* Si el paciente ve los símbolos borrosos (respuesta esperada): reducir binocular y lentamente esferas positivas hasta alcanzar la máxima agudeza visual del paciente.

* Si el paciente ve los símbolos nítidamente: adicionar lentes positivas binocularmente hasta que vea borroso y continuar el examen como en el apartado anterior. No obstante, cuestionarse el examen subjetivo monocular.

ANOTACIÓN DE RESULTADOS

Al finalizar esta prueba debemos indicar los valores obtenidos del examen subjetivo, especificando la agudeza visual obtenida mono/binocularmente, así como el test empleado para determinarla.

Ejemplo 1:

OD: 180° -0,50 -3,00 A.V.= 1^{+2}
OI: 175° -0,50 -2,00 A.V.= 1^{+2} A.V. B: 1,2

Ejemplo 2:

O.D.: 35° +4.00 -0.75 A.V.= 0.8
O.I.: 20° +2.50 -1.00 A.V.= 0.8   A.V. B: 0.8

C. Cilindros cruzados fijos

OBJETIVO

Determinar el valor final del examen subjetivo en visión lejana, tras realizar ajustes esféricos en condiciones binoculares.

MATERIAL

* Foróptero o caja de prueba con el valor del equilibrio biocular.

* Optotipo específico: rejilla en cruz de cinco brazos.

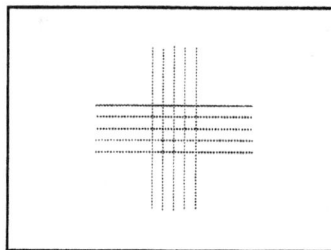

Fig. 4.5 Test de rejilla en cruz de cinco brazos

* Cilindros cruzados fijos con el eje negativo a 90°.

* Bajar el nivel de iluminación ($\approx$ 20 lux).

MÉTODO

* Ajustar la DIP para visión lejana.

* Asegurarse de que ambos ojos están desocluidos.

* Colocar los cilindros cruzados fijos en ambos ojos y presentar el optotipo.

* Miopizar ambos ojos con una esfera de aproximadamente +1,00 D.E. sobre el valor del equilibrio biocular.

* Preguntar al paciente qué líneas ve más oscuras: verticales u horizontales.

* En función de la respuesta del paciente, realizar los ajustes esféricos necesarios, de forma binocular, hasta conseguir igualar la percepción de líneas verticales y horizontales.

* Retirar los cilindros cruzados y determinar la agudeza visual binocularmente.

* Anotar el resultado del examen, así como la agudeza visual obtenida y el método empleado.

POSIBLES RESPUESTAS

* Si el paciente ve más oscuras las líneas horizontales: añadir binocularmente esferas positivas en pasos de 0,25 D.

* Si el paciente ve más oscuras las líneas verticales: añadir binocularmente esferas negativas en pasos de 0,25 D.

* Si el paciente ve igual de oscuras las líneas verticales que las horizontales: el objetivo del equilibrio binocular ha sido alcanzado.

* Si no se consigue igualar las líneas verticales con las horizontales, dejar la última esfera que permita ver más negras las líneas horizontales.

OBSERVACIONES

* Si el paciente presenta una preferencia constante sobre las mismas líneas (verticales u horizontales) y no se consigue igualar a pesar de realizar los cambios dióptricos, replantearse el valor cilíndrico del examen subjetivo monocular en visión lejana antes de realizar un diagnóstico erróneo.

ANOTACIÓN DE RESULTADOS

Al finalizar esta prueba debemos indicar los valores obtenidos del examen subjetivo, especificando la agudeza visual obtenida mono/binocularmente, así como el test empleado para determinarla.

Ejemplo 1

OD: 100° -2,25 +3,00   A.V.= 0.9^{-1}
OI: 80° -1,75 +2,25   A.V.= 0.9^{-1} A.V. B: 0.9

Ejemplo 2

OD: 15° +2,00 -4,00   A.V.= 0.8
OI: 165° +2,50 -1,00   A.V.= 0.8   A.V. B: 0.8

Bibliografía

1. Borish I.M. *Clinical Refraction* Vol 2; Cap. 19. Ed. Professional Press Books, 3ª Ed. 1975.

2. Grosvenor T.P. *Primary Care Optometry* Cap. 9. Ed. Professional Press Books, 2ª Ed. 1991.

3. Herreman R. *Manual de refractometría clínica* Cap. 6. Ed. Salvat. 1981.

4. Safir A. *Refraction and Clinical Optics* Cap. 7 y 8. Ed. Harper & Row, Publishers. 1980.

Capítulo 5   Grados de la visión binocular

Podemos dividir la visión binocular en 3 estadios, según clasificación de Worth en el año 1900:

     1º Percepción simultánea
     2º Fusión
     3º Estereopsis

A raíz de esta clasificación podremos determinar cómo se halla la binocularidad del sujeto desde la forma más sencilla de acto binocular a la forma más compleja.

Evaluación de la visión binocular:

     1º Percepción simultánea
       a) Con prismas
       b) Con estereoscopio

     2º Fusión
       a) Con filtro rojo
       b) Con luces de Worth
       c) Con estereoscopio

     3º Estereopsis

       a) Con polarizados
         - Randot
         - Titmus- Wirt
       b) Con anaglifos
         - TNO
       c) Con estereoscopio

5.1 Exámenes de percepción simultánea

5.1.1 Percepción simultánea con prisma

OBJETIVO

Evaluar el primer grado de la visión binocular tanto en visión lejana como en visión próxima.

MATERIAL

* Un prisma suelto de aproximadamente 6▼.

* Una luz de fijación.

MÉTODO

* Este test se debe realizar tanto para visión lejana como para visión próxima.

* El paciente puede estar utilizando su refracción habitual o bien el valor del examen subjetivo efectuado, de acuerdo con las condiciones en que queramos hacer la evaluación.

* Para visión lejana podemos utilizar la luz de fijación que traen ciertos proyectores, la luz de la cruz de Maddox o una simple linterna sostenida en visión lejana.

* Para visión próxima suele utilizarse una pequeña linterna a unos 33-40 cm del paciente.

* Colocar delante del ojo izquierdo 6▼ de base inferior para disociar la luz de fijación (en caso de no producirse la disociación incrementar el valor del prisma vertical).

* Preguntar al paciente qué es lo que está viendo.

POSIBLES RESPUESTAS

Lo normal es que se perciban dos imágenes: una arriba, vista por el ojo izquierdo, y otra abajo, vista por el ojo derecho.

     o

        PERCEPCIÓN SIMULTÁNEA y ortoforia a la distancia de examen.

     o

        o

        PERCEPCIÓN SIMULTÁNEA y diplopía cruzada: exodesviación a la distancia de examen.

     o

     o

        PERCEPCIÓN SIMULTÁNEA y diplopía homónima: endodesviación a la distancia de examen.

        o

* Si tan solo percibe una imagen (tras asegurarnos de la no oclusión de ningún ojo y de la correcta colocación del prisma disociador): SUPRESIÓN.

NOTA: Si el paciente ve una luz puede tratarse de una supresión como arriba se ha señalado, o también que el paciente presenta una hiperdesviación izquierda, la cual estamos corrigiendo con el prisma.

ANOTACIÓN DE LOS RESULTADOS

Ejemplo 1

        P.S. ▾ VL: Existe y orto.
              VP(40 cms):   Existe y diplopía homónima.

Ejemplo 2

        P.S. ▾ VL: Existe y diplopía cruzada.
              VP(40 cms):   No existe. Supresión de un ojo.

Ejemplo 3

        P.S. ▾ VP(40 cms):   No existe . Alterna.

5.1.2 Percepción simultánea con estereoscopio

OBJETIVO

Estudiar el primer grado de la visión binocular a campo cerrado en un instrumento haploscópico.

MATERIAL

Un estereoscopio y miras de percepción simultánea tanto periféricas como centrales. Ejm.: el pájaro y la jaula.

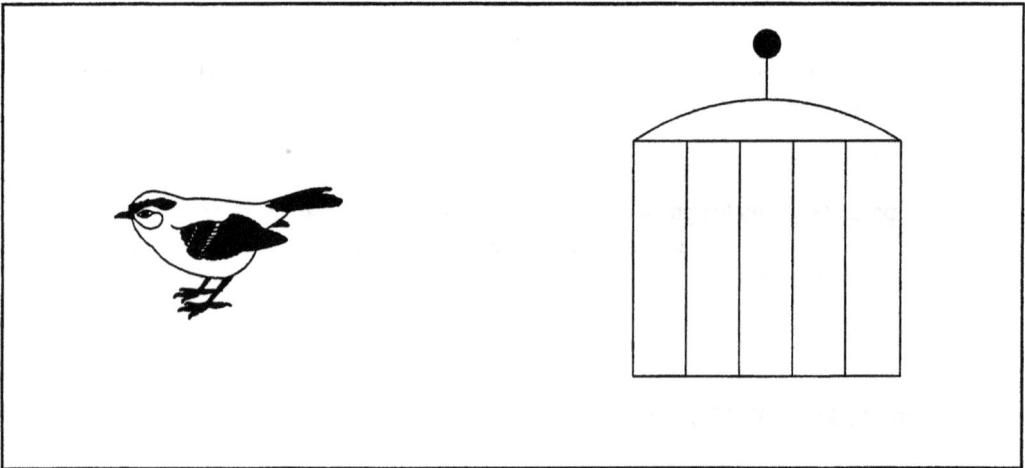

Fig. 5.1 Miras de percepción simultánea para estereoscopio

MÉTODO

* Adaptar el portatarjetas para que coincida con la línea más lejana de las lentes si se realiza el test para visión lejana; adaptar el portatarjetas con la línea más cercana a las lentes si el examen se realiza en visión próxima.

* Colocar primero las miras de percepción simultánea periféricas (las de mayor tamaño) y preguntarle al paciente qué está viendo y pasar luego a las miras más pequeñas.

* El paciente puede estar utilizando su refracción habitual, el valor del examen subjetivo efectuado, o no llevar la corrección de acuerdo con las condiciones en que queramos hacer la evaluación.

POSIBLES RESPUESTAS

* Ve las dos imágenes superpuestas. Existe percepción simultánea.

* Ve una sola imagen: supresión del ojo correspondiente a la tarjeta que no ve.

* Unas veces ve una imagen y otras veces ve la otra. No existe percepción simultánea sino supresión alternante.

* Ve las dos imágenes pero separadas: existe percepción simultánea mas no superposición de imágenes.

NOTA: Si el paciente percibe simultáneamente las imágenes de tamaño grande pero las imágenes pequeñas no, tendrá percepción simultánea periférica mas no central.

OBSERVACIONES

El estereoscopio es un instrumento utilizado tanto para diagnóstico como para tratamiento.

5.2 Exámenes de fusión

5.2.1 Fusión con filtro rojo

OBJETIVO

Determinar si el sujeto presenta fusión en visión lejana y en visión próxima.

MATERIAL

* Un filtro rojo.

* Una linterna de luz puntual.

MÉTODO

* Este test se debe realizar tanto para visión lejana como para visión próxima.

* El paciente puede estar utilizando su refracción habitual o bien el valor del examen subjetivo efectuado, de acuerdo con las condiciones en que queramos hacer la evaluación.

* Para visión lejana podemos utilizar la luz de fijación que traen ciertos optotipos de proyección, la luz de la cruz de Maddox o una simple linterna sostenida en visión lejana.

* Para visión próxima suele utilizarse una pequeña linterna a unos 33-40 cm del paciente.

* Colocar el filtro rojo delante del ojo derecho del paciente, pedirle que fije la luz y preguntarle qué está viendo.

POSIBLES RESPUESTAS

* El paciente dice ver una luz de color rosa: FUSIÓN para la distancia a la que se realizó el examen.

* El paciente dice ver una luz roja; ocluir el ojo izquierdo y preguntarle si es igual de roja ahora:

     - Si su respuesta es afirmativa: SUPRESIÓN DEL OJO IZQUIERDO.

     - Si manifiesta que ahora es mucho más roja: FUSIÓN con dominancia sensorial del   OD.

* El paciente dice ver una luz amarilla; ocluir el ojo derecho y preguntar si es igual de amarilla que ahora.

     - Si su respuesta es afirmativa: SUPRESIÓN DEL OJO DERECHO.

     - Si manifiesta que ahora es mucho más amarilla: FUSIÓN con dominancia sensorial del OI.

* El paciente dice que ve dos luces: NO EXISTE FUSIÓN para este test y a esta distancia. Podemos obtener información de la desviación en función de la localización de la luz roja respecto a la amarilla así:

* El paciente dice ver a veces una luz amarilla y otras veces una luz roja: existirá una supresión alternante.

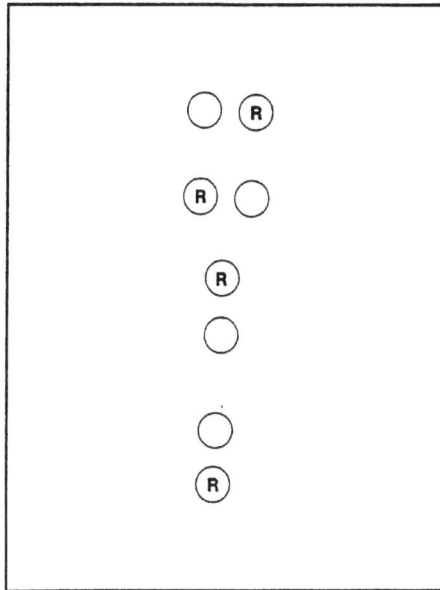

Fig. 5.2 Posibles respuestas: endodesviación; exodesviación; hiperdesviación I/D;
hiperdesviación D/I.

ANOTACIÓN DE LOS RESULTADOS

Ejemplo 1

Fusión (FR) VL:		Existe
	VP(40 cm):	No existe. Presenta diplopía homónima.

Ejemplo 2

Fusión (FR) VL:		Supresión alternante
	VP(40 cm):	Supresión OI.

5.2.2 Fusión con luces de Worth

OBJETIVO

Evaluar el segundo grado de la visión binocular tanto en visión lejana como en visión próxima.

MATERIAL

* Test de las cuatro luces de Worth: una roja arriba, una blanca abajo y dos verdes laterales.

* Linterna de Worth para visión próxima.

* Gafas rojo / verde.

MÉTODO

* El filtro rojo se coloca enfrente del ojo derecho y el filtro verde delante del ojo izquierdo.

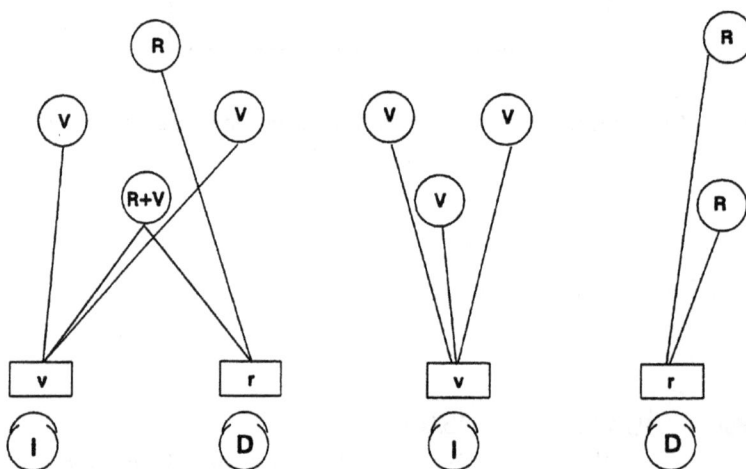

Fig. 5.3 Respuesta esperada en el examen de las luces de Worth

* Ocluir el ojo izquierdo y preguntar al paciente qué ve: debe decir dos luces rojas.

* Ocluir el ojo derecho y preguntar al paciente qué ve: debe decir tres luces verdes.

* Dejar ambos ojos desocluidos y preguntar al paciente qué está viendo.

POSIBLES RESPUESTAS

* Ve cuatro luces: una roja arriba, una entre rojo y verde abajo y dos verdes: FUSIÓN.
Según la dominancia sensorial del paciente reportará ver la luz de abajo más roja que verde o viceversa.

* Ve dos luces rojas: SUPRESIÓN DE OJO IZQUIERDO a la distancia de examen.

* Ve tres luces verdes: SUPRESIÓN DE OJO DERECHO a la distancia de examen.

* Ve cinco luces: dos rojas a la derecha y tres verdes a la izquierda: ENDODESVIACIÓN (existe diplopía homónima).

* Ve cinco luces : dos rojas a la izquierda y tres verdes a la derecha: EXODESVIACIÓN (existe diplopia cruzada).

* Unas veces ve dos rojas y otras veces tres verdes: SUPRESIÓN ALTERNANTE.

OBSERVACIONES

* Este test nos da información de fusión periférica mas no de fusión central; por tanto, si se presentan supresiones centrales o existen desviaciones de pequeño ángulo, el paciente puede reportar fusión.

* Un estrabismo intermitente podría presentar una respuesta normal.

* Cerciorarse de que el paciente no tenga problemas cromáticos, principalmente al rojo-verde, antes de dar un diagnóstico erróneo.

ANOTACIÓN DE LOS RESULTADOS

Ejemplo 1

     Fusión (Worth) VL: Existe fusión
             VP(40 cms): Existe fusión

Ejemplo 2

     Fusión (Worth) VL: Alternancia
             VP(40 cms): Supresión OI

5.2.3 Fusión con estereoscopio

OBJETIVO

Determinar si el sujeto presenta fusión a campo cerrado.

MATERIAL

* Un estereoscopio.

* Miras de fusión periférica y central.Estas tarjetas consisten en dos imágenes semejantes pero no iguales. Ej.: Las casitas

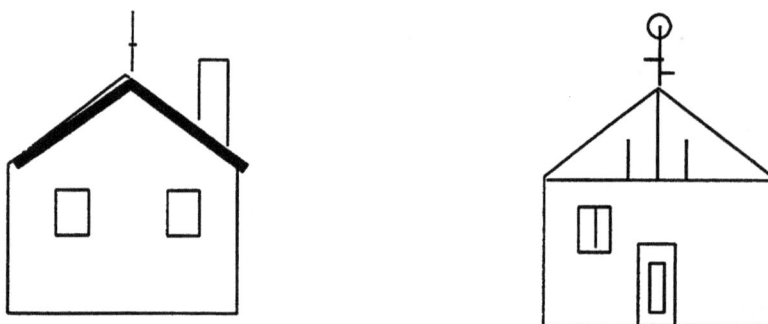

Fig. 5.4 Miras de fusión para estereoscopio

MÉTODO

* El paciente puede estar utilizando su refracción habitual o bien el valor del examen subjetivo de acuerdo con la información que deseamos obtener.

* Lo podemos realizar tanto para visión lejana como para visión próxima. Para visión lejana hacemos coincidir el portatarjetas con la línea más alejada de las lentes y para visión próxima con la líneas más cercana a las lentes.

* Colocamos en el portatarjetas primero las miras de fusión más grandes o de fusión periféricas y luego las más pequeñas o de fusión central.

POSIBLES RESPUESTAS

* El sujeto ve la imagen completa: FUSIÓN.

* El sujeto ve las dos imágenes separadas: NO EXISTE FUSIÓN.

* El sujeto ve una sola imagen: SUPRESIÓN del ojo correspondiente a la tarjeta que no ve.

* El sujeto ve una imagen y luego la otra: SUPRESIÓN ALTERNANTE.

OBSERVACIONES

No olvidar que el examen debe hacerse tanto con miras de tamaño grande como con miras de menor tamaño ya que el paciente puede tener fusión periférica mas no central.

5.3 Exámenes de estereopsis

5.3.1 Test de Randot

OBJETIVO

Determinar el grado de estereoagudeza del sujeto a 40 cm.

MATERIAL

* Cartilla propia del test.

* Gafas polarizadas.

MÉTODO

* El paciente puede estar utilizando su refracción habitual o bien el valor del subjetivo efectuado en función de las condiciones en que deseemos realizar el examen.

* Poner al sujeto las gafas polarizadas.

* Colocar la cartilla a 40 cm.

* Pedir al sujeto que mire la placa de la derecha (que corresponde a las figuras geométricas) y preguntarle qué ve en cada cuadro.

* Pasamos al test de los animales y le preguntamos qué animal ve más levantado o más cerca.

* Pedimos al sujeto que mire los círculos y le preguntamos qué círculo ve más levantado o más cerca de él.

TABLA DE VALORES Y RESPUESTAS CORRECTAS

1º. Figuras:

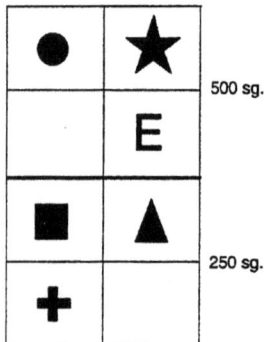

Fig. 5.5 Figuras del test de Randot

2º. Animales:

Gato:	400 segs. de arco
Conejo:	200 segs. de arco
Mono:	100 segs. de arco

3º. Círculos:

1. Izquierda	800 segs. de arco
2. Derecha	400 segs. de arco
3. Izquierda	140 segs. de arco
4. Medio	100 segs. de arco
5. Derecha	70 segs. de arco
6. Medio	50 segs. de arco
7. Izquierda	40 segs. de arco
8. Derecha	30 segs. de arco
9. Medio	25 segs. de arco
10. Derecha	20 segs. de arco

ANOTACIÓN DE LOS RESULTADOS

Ejemplo 1: Estereopsis (Randot): 100 segs. de arco

Ejemplo 2: Estereopsis (Randot): No existe estereopsis

5.3.2 Test de Titmus - Wirt

OBJETIVO

Determinar el grado de estereoagudeza del sujeto a 40 cm.

MATERIAL

* Cartilla propia del test.

* Gafas polarizadas.

MÉTODO

* El paciente puede estar utilizando su refracción habitual o bien el valor del subjetivo efectuado en función de las condiciones en que deseemos realizar el examen.

* Colocar las gafas polarizadas al sujeto.

* Situar la cartilla a 40 cm del paciente.

* Comenzar con el test de estereoagudeza más burdo, o sea la mosca, y decirle al sujeto que coja las alas.

* Pasar a los animales y preguntarle qué animal se ve más levantado o más cerca de él.

* Seguir con los puntos de Wirt y preguntarle qué círculo se ve más levantado o más cerca de él.

VALORES Y RESPUESTAS CORRECTAS

1º Mosca: 3.000 segs. de arco

2º Animales: Gato: 400 segs. de arco
                Conejo: 200 segs. de arco
                Mono: 100 segs. de arco

3º Puntos de WIRT

1. Abajo: 800 segs. de arco
2. Izquierda: 400 segs. de arco
3. Abajo: 200 segs. de arco
4. Arriba: 140 segs. de arco
5. Arriba: 100 segs. de arco
6. Izquierda: 80 segs. de arco
7. Derecha: 60 segs. de arco
8. Izquierda: 50 segs. de arco
9. Derecha: 40 segs. de arco

ANOTACIÓN DE LOS RESULTADOS

Ejemplo 1: Estereopsis (Titmus-Wirt): 50 segs. de arco

Ejemplo 2: Estereopsis (Titmus-Wirt): 400 segs. de arco

5.3.3 TNO

OBJETIVO

Determinar el grado de estereoagudeza del sujeto a 40 cm

MATERIAL

* TNO test

* Gafas rojo / verde

MÉTODO

* El paciente puede estar utilizando su refracción habitual o bien el valor del subjetivo efectuado, en función de la condición en que deseemos realizar el examen.

* Colocar al sujeto las gafas rojo-verde.

* Ubicar la cartilla a 40 cm.

* Poner al paciente a observar los diferentes test, que en total son siete placas, y preguntarle qué observa en cada una de ellas y de qué manera las ve.

VALORES Y RESPUESTAS CORRECTAS

Placa I:
Dos mariposas. Una es observable a simple vista y la otra solo con las gafas rojo - verde y si se posee un cierto grado de estereopsis.

Placa II:

Cuatro esferas. Dos de ellas son observables con las gafas rojo - verde si se posee cierto grado de estereopsis; las otras dos se perciben a simple vista más no en profundidad.

Placa III:

Cinco figuras. Una cruz, un triángulo, un círculo, un rombo y un cuadrado. A simple vista se ve la cruz pero no en profundidad; las demás figuras son vistas estereoscópicamente.

Placa IV:

Este es un test de supresión donde se aprecia un círculo pequeño en medio de dos más grandes. Si el sujeto ve sólo dos discos, preguntar dónde está el más grande; la posición de este disco a derecha o izquierda indica el ojo no suprimido.

Placa V:

Cuatro círculos a los cuales les falta un trozo.

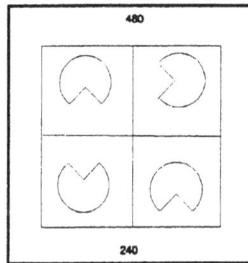

Fig. 5.6 Respuestas correctas y estereoagudeza de la placa V

Placa VI:

Cuatro círculos a los cuales les falta un trozo.

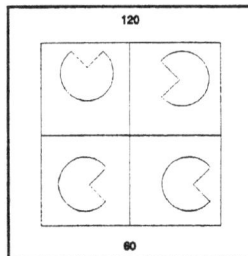

Fig. 5.7 Respuestas correctas y estereoagudeza de la placa VI

Placa VII:

Cuatro círculos a los cuales les falta un trozo.

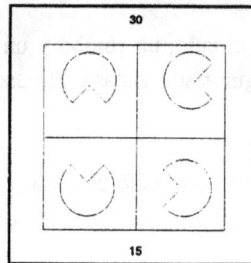

Fig. 5.8 Respuestas correctas y estereoagudeza de la placa VII

ANOTACIÓN DE LOS RESULTADOS

Ejemplo 1: Estereopsis (TNO): Ausencia de estereopsis

Ejemplo 2: Estereopsis (TNO): 15 segs. de arco.

5.3.4 Random Dot E

OBJETIVO

Determinar el grado de estereoagudeza. Test pensado principalmente para la población infantil.

MATERIAL

* Tarjetas propias del test. Una no posee ninguna figura y la otra una E que es vista si el niño presenta estereopsis.

* Gafas polarizadas

MÉTODO

* Situar al niño de espaldas a una superficie no reflectante con la cabeza recta.

* Colocar las gafas polarizadas.

* Enseñar al paciente a una distancia de 50 cm las dos tarjetas con una separación entre ellas aproximadamente de 1 Mt.

* Pedir al niño que nos señale en que lado observa la E.

* Repetir el mismo procedimiento por lo menos 4 veces cambiando las tarjetas de sitio.

* Si el paciente responde correctamente, el examinador se debe alejar y en cada distancia señalada en la tabla de valores realizar el método antes indicado.

TABLA DE VALORES

Distancia	Estereoagudeza
50 cm	504″
100 cm	252″
150 cm	168″
200 cm	126″
300 cm	84″
400 cm	63″
500 cm	50″

ANOTACIÓN DE LOS RESULTADOS

Ejemplo: Estereopsis (Random Dot E): 168″

5.3.5 Frisby

OBJETIVO

Determinar el grado de estereoagudeza.

MATERIAL

Láminas propias del test.

Las láminas son 3, en plástico, con diferentes espesores; 6 mm, 3 mm y 1,5 respectivamente. Cada lámina presenta cuatro cuadrados que contienen pequeñas formas geométricas dispuestas aleatoriamente. Un cuadrado contiene un círculo oculto el cual está impreso en la superficie posterior de la lámina. Si el paciente presenta estereopsis percibirá sobre un fondo blanco un círculo hundido o que sobresale según coloquemos la lámina de uno u otro lado.

El test no requiere polarizados. La disparidad es creada por el espesor de las láminas.

MÉTODO

* Colocar la lámina de 6 mm sobre un fondo blanco a una distancia del paciente de 50 cm.

* Pedir al sujeto que diga en qué cuadrado observa el círculo o el botón.

* Rotar la lámina para asegurarse que el paciente percibe el círculo en profundidad o relieve.

* Repetir el mismo procedimiento con las otras dos láminas.

La disparidad puede ser cambiada incrementando o disminuyendo la distancia de evaluación.

TABLA DE VALORES

Distancia	Espesor de las láminas		
	6 mm	3 mm	1,5 mm
30 cm	600	300	150
40 cm	340	170	85
50 cm	215	110	55
60 cm	150	75	40
70 cm	110	55	30
80 cm	85	40	20

Disparidades según espesor de las láminas y distancia

ANOTACIÓN DE LOS RESULTADOS

Ejemplo: Estereopsis (FRISBY): 110″

OBSERVACIONES

Este test tiene la ventaja de no necesitar gafas polarizadas o anaglíficas.

5.3.6 Lang

OBJETIVO

Determinar la presencia de estereopsis en la población infantil.

MATERIAL

Lámina propia del test.

El Lang estereotest está basado en un patrón de puntos aleatorios y unos pequeños cilindros en rejilla que proporcionan una imagen separada para cada ojo.

MÉTODO

* Colocar el test frente al niño a una distancia de 40 cm totalmente paralelo al plano de su cara.
* Preguntar al paciente por el nombre de las figuras que ve.

RESPUESTAS CORRECTAS

Coche: 550″
Estrella: 600″
Gato: 1200″

ANOTACIÓN DE LOS RESULTADOS

Ejemplo: Estereopsis (Lang): 1200″

OBSERVACIONES

Este test tiene la ventaja de no necesitar gafas polarizadas o anaglíficas.

5.3.7 Estereopsis con estereoscopio

OBJETIVO

Determinar si el paciente presenta o no visión en profundidad.

MATERIAL

* Estereoscopio.

* Miras para estereopsis.

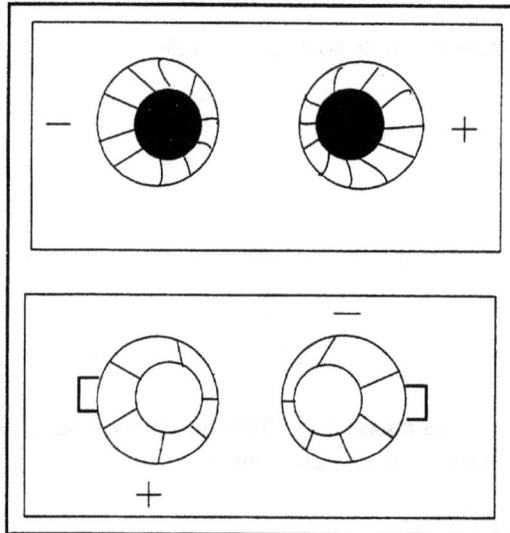

Fig. 5.9 Miras para estereopsis del estereoscopio

MÉTODO

* El paciente puede estar utilizando su refracción habitual o bien el valor del examen subjetivo de acuerdo con la información que deseamos obtener.

* Lo podemos realizar tanto para visión lejana como para visión próxima. Para visión lejana hacemos coincidir el portatarjetas con la línea más alejada de las lentes y para visión próxima con la línea más cerca de las lentes.

* Pedir al paciente que observe las figuras y nos diga qué ve y cómo las ve.

POSIBLES RESPUESTAS

* Ve las figuras en profundidad o en relieve: ESTEREOPSIS.

* Ve las figuras en un solo plano: NO EXISTE ESTEREOPSIS.

OBSERVACIÓN

Las tarjetas para estereopsis llevan controles para detectar una posible supresión; así las tarjetas del dibujo anexo llevan un signo positivo la una, y la otra un signo negativo; si el paciente presenta estereopsis debe decirnos que ve la figura en relieve y con un signo positivo y negativo simultáneamente.

5.3.8 Examen de estereopsis en visión lejana

OBJETIVO

Determinar si el sujeto presenta visión en profundidad para visión lejana.

MATERIAL

* Como optotipo utilizar el test para estereopsis que viene en algunos proyectores, consistente en un punto central y cuatro líneas verticales: dos superiores y dos inferiores.

* Gafas polarizadas.

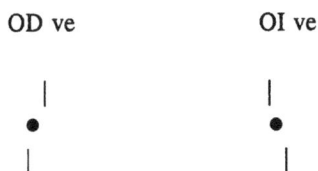

OD ve   OI ve

MÉTODO

* Colocar las gafas polarizadas o los filtros polarizados existentes en el foróptero.

* El paciente puede estar utilizando su refracción habitual o bien el valor del examen subjetivo de acuerdo con la información que deseamos obtener.

* Preguntar al sujeto lo que está viendo.

* Según responda, le preguntamos si ve alguna línea más cerca de él. Debe responder que la de abajo está más cerca de él si el polarizado del OD está a 45° y el del OI a 135°.

POSIBLES RESPUESTAS

```
  |  |
   •             No existe estereopsis.
  |  |


   |
   •             Supresión de OD
    |


    |
   •             Supresión de OI
   |


   |             Existe estereopsis
  •
   |      ←      Se ve más adelante
```

ANOTACIÓN DE LOS RESULTADOS

- Ejemplo 1: Estereopsis VL: Existe estereopsis

- Ejemplo 2: Estereopsis VL: No existe estereopsis

Bibliografía

1. Hugonnier René y Suzanne. *Estrabismos.* Editorial Toray-Mason, 2ª edición, 1977.

2. Prieto-Díaz y Souza-Díaz. *Estrabismo.* Editorial Jims, 2ª edición, 1985.

3. Mein-Joice y Harcourt Brian. D*iagnosis and Management of Ocular Motility Disorders.* Blackwell Scientific Publications. 1986.

4. Lang Joseph y Lang Thomas. *Eye Screening with the Lang Stereotest. American Orthoptic Journal.* Volume 38, 1988.

5. Saona Santos. *Optometría Básica.*

Capítulo 6   Forias y tropías

Una foria es la desviación **latente** de los ejes visuales que, consecuentemente, tan solo se manifiesta en ausencia de estímulo de fusión. Para su evaluación es necesario utilizar métodos más o menos disociantes, que proporcionen imágenes distintas para ambos ojos. Lo que así se pretende es anular el reflejo de fusión. En condiciones habituales de mirada las forias no se manifiestan.

Condición diferente son las heterotropías. Una tropía es una desviación **manifiesta** del eje visual de un ojo. También se conoce con el nombre de estrabismo. Dado que el estrabismo ocurre de muchas formas, es muy importante y necesaria la descripción precisa de la condición, para un diagnóstico completo.

Para la correcta caracterización de las forias y tropías deben especificarse las siguientes características de la desviación:

- Frecuencia: Un estrabismo puede ocurrir tan solo en ciertos momentos. Por tanto, la frecuencia de una tropía debe especificarse como constante o intermitente. Un estrabismo constante se presenta el 100% del tiempo y a todas las distancias. Si el paciente manifiesta fusión en ciertas ocasiones, el estrabismo se considera intermitente.

- Dirección: Si no existe ningún tipo de desviación en los distintos ejes (horizontal, vertical, o antero-posterior) la condición se especifica como ortoforia o ortotropía.

- Magnitud: El valor de la desviación se determina para una distancia de fijación determinada y en una posición de mirada concreta. La unidad de medida más habitual es la diotría prismática ($^\triangledown$).

- Lateralidad: La lateralidad, por lo general, hace referencia a pacientes con estrabismo constante. Un estrabismo constante puede ser tanto unilateral (siempre desvía el mismo ojo) o alternante (puede desviar cualquiera de los dos ojos).

- Comitancia: La magnitud de la desviación es siempre la misma, independientemente del ojo fijador y de la posición de mirada.

	FORIA	TROPÍA
FRECUENCIA	-----	Intermitente Constante
DIRECCIÓN - Horizontal	Orto Endo Exo	Orto Endo Exo
- Vertical	I/D D/I	Hiper D Hiper I Hipo D Hipo I
- Ciclo	Exciclo Inciclo	Exciclo Inciclo
MAGNITUD	Medida en ▾	Medida en ▾
LATERALIDAD	-----	Cuando la tropía es constante: Derecha Izquierda
COMITANCIA	Ojo fijador y direcciones de mirada (*)	Ojo fijador: unilateral o alternante. Direciones de mirada
	Valorar posible existencia de un síndrome en A o V	Valorar posible existencia de un síndrome en A o V

* A pesar de que una foria es un desalineamiento latente de los ejes visuales y el esfuerzo por compensarla se supone compartido por ambos ojos, esto no es así en todos los caso. Si una heteroforia varía de magnitud en función del ojo fijador y en las distintas posiciones de mirada puede deberse a dos condiciones que deben ser valoradas: (1) anisometropía sin compensar ópticamente; (2) pequeña paresia de algún músculo extraocular.

MÉTODOS DE EXAMEN

El examen más ampliamente utilizado para determinar la existencia de una heteroforia o una heterotropia, e incluso para medir la cuantía de la desviación, es el *Cover Test*.

No obstante, existen otros muchos exámenes de utilidad clínica para determinar la magnitud de una foria. Todos ellos precisan de la disociación de la visión binocular. Esta puede efectuarse por distintos métodos:

> Disociación por prismas: Método de von Graefe
> Disociación por formas: Varillas de Maddox
> Disociación por filtros coloreados: Test de Schöber
> Disociación por filtros polarizados

La mayoría de estas pruebas pueden efectuarse tanto en el foróptero como en gafas de prueba.

ANOTACIÓN DE LOS RESULTADOS

Siempre debe anotarse el test con el que se realizó el examen, así como la valoración de las distintas condiciones enumeradas anteriormente: frecuencia, dirección, magnitud, lateralidad y comitancia.

VALORES NORMALES

Se considera como normal y deseable la existencia de ortotropía.

En cuanto a los valores normales para las heteroforias podríamos decir:

- Forias laterales: existen diversos estudios realizados al respecto

	ESTUDIO DE LESSER	ESTUDIO DE MORGAN	ESTUDIO DE SHEEDY-SALADIN	ESTUDIO DE DAUM
VL	0.5 Exo	1 Exo (±2)	1 Exo (±3.5)	1 Exo (±2)
VP	6 Exo	3 Exo (±5)	0.5 Exo (±6)	2 Exo (±4)

- Forias verticales y ciclos: se considera como normal la no existencia de estas desviaciones.

6.1 Detección de forias y tropías: *Cover test*

OBJETIVO

Diagnosticar la presencia de desviaciones de los ejes visuales, bien sean latentes o manifiestas.

MATERIAL

* Oclusor

* Objeto de fijación de detalles pequeños

PREREQUISITOS

* Colaboración por parte del paciente

* Fijación central, para evitar diagnósticos erróneos

* No exista ambliopía profunda que dificulte la fijación del test

MÉTODO

* Iluminación ambiental adecuada.

* Se debe realizar tanto en visión lejana como en visión próxima y, si es necesario, en visiones intermedias.

* Utilizar preferiblemente como punto de fijación figuras o letras para un mejor control de la acomodación.

* Realizarlo con corrección y sin corrección.

* Se debe realizar tanto en posición primaria como en las demás posiciones diagnósticas de mirada.

Este examen puede realizarse de las formas siguientes:

A. *Cover test* **unilateral** (*Cover - uncover*)

Es la primera parte de un examen completo de *cover test*. Su objetivo específico es diagnosticar la existencia de foria o tropía. Además, si el paciente presenta una estrabismo, también se utiliza para determinar tanto la frecuencia como la lateralidad de la desviación.

Los pasos a seguir son:

1. Situar el objeto de fijación a la distancia deseada, iluminación ambiental adecuada y el paciente utilizando la corrección si fuese preciso.

2. Observar el ojo izquierdo y ocluir el ojo derecho:

   - Si el ojo izquierdo mantiene la fijación, no realiza ningún movimiento, existirá una ORTOTROPÍA DEL OJO IZQUIERDO, o una tropía alternante con ojo izquierdo fijador en el momento del examen. Este procedimiento debe repetirse varias veces para asegurar el diagnóstico.

   - Si el ojo izquierdo se mueve con objeto de tomar la fijación, existirá una TROPÍA DEL OJO IZQUIERDO, constante o alternante con OD fijador en el momento del examen.

3. En caso de observar movimiento del ojo izquierdo, interpretar el resultado:

   - Si el OI realiza un movimiento de fuera hacia dentro para tomar la fijación, se trata de una EXOTROPÍA OI.

   - Si el OI realiza un movimiento de dentro hacia fuera para tomar la fijación, se trata de una ENDOTROPÍA OI.

   - Si el OI realiza un movimiento de arriba hacia abajo para tomar la fijación, se trata de una HIPERTROPÍA OI.

   - Si el OI realiza un movimiento de abajo hacia arriba para tomar la fijación, se trata de una HIPOTROPÍA OI.

4. Repetir el examen observando el ojo derecho, ocluyendo el ojo izquierdo, e interpretar el resultado del examen de forma análoga a la descrita.

5. Si no se observa ningún movimiento al realizar repetidamente los pasos 1-4, indica que el paciente no tiene tropía, pero puede existir alguna foria. En tal caso continuar el examen con los siguientes pasos.

6. Ocluir y desocluir repetidamente el ojo derecho y observarlo:

- Si no se mueve y fija sobre el objeto se trata de una ortoforia.

- Si se mueve para fusionar existirá una foria. Si al retirar el oclusor del ojo derecho éste realiza un movimiento de fuera hacia adentro para retomar la fijación se trata de una EXOFORIA. Si, por el contrario, el movimiento del ojo derecho para retomar la fijación es de dentro hacia fuera se trata de una ENDOFORIA.

- Si queda desviado se tratará de una TROPÍA DEL OJO DERECHO, constante o alternante, que tal vez ha pasado desapercibida anteriormente.

7. Repetir el examen ocluyendo y desocluyendo repetidamente el ojo izquierdo e interpretar el resultado de forma análoga a la descrita en el paso 6.

B. *Cover test* alternante

Su objetivo específico es indicar la dirección de la desviación, evidenciando la desviación total (sin distinguir entre foria y tropía).

Los pasos a seguir son:

1. Mantener las condiciones de examen anterirmente descritas.

2. Ocluir uno y otro ojo alternadamente sin permitir la fusión y observar lo que ocurre con el ojo que alternadamente queda desocluido. Repetir el procedimiento varias veces.

3. El movimiento del oclusor al pasar de un ojo a otro debe ser rápido, pero al ocluir un ojo debe mantenerse el oclusor en esta posición un cierto tiempo (al menos durante 2 segundos), para conseguir una total eliminación de la fusión.

4. Interpretar los resultados:

- Si al realizar el examen repetidamente no se observa ningún tipo de movimiento, estamos en presencia de una ORTODESVIACIÓN.

- Si los ojos se mueven de dentro hacia fuera cuando se desocluyen, estamos ante una ENDODESVIACIÓN.

- Si los ojos se mueven de fuera hacia adentro cuando se desocluyen, estamos ante una EXODESVIACIÓN.

- Si al desocluir OD éste realiza un movimiento de arriba hacia abajo y el OI de abajo hacia arriba, estamos ante una HIPERDESVIACIÓN OD o una HIPODESVIACIÓN OI.

5. Es adecuado, en este momento, realizar el examen del *cover test* alternante en distintas posiciones de mirada con objeto de valorar la comitancia de la desviación.

6. Recordemos nuevamente que este examen no diferencia entre foria y tropía (esta diferenciación debe haber sido realizada con anterioridad mediante el *cover test* unilateral).

C. Prisma *cover test*

Su objetivo es la medición de la desviación.

Además del material arriba señalado se precisa de prismas sueltos o barra de prismas.

Los pasos a seguir son:

1. Realizar el *cover test* alternante.

2. Observar e interpretar el sentido de la desviación.

3. Colocar prismas hasta que no exista movimiento ocular alguno al pasar la oclusión de un ojo a otro de la sigiente manera:

- Si el ojo que se desocluye se mueve de adentro hacia afuera: Endodesviación, neutralizar con prisma de base temporal.
- Si el ojo que se desocluye se mueve de afuera hacia adentro: Exodesviación, neutralizar con prisma de base nasal.

- Si el ojo que se desocluye se mueve de arriba hacia abajo: Hiperdesviación, neutralizar con prisma de base inferior.

- Si el ojo que se desocluye se mueve de abajo hacia arriba: Hipodesviación, neutralizar con prisma de base superior.

- En caso de que exista una desviación vertical y horizontal a la vez, neutralizar en primer lugar la desviación de mayor amplitud y luego la otra. Por ejemplo: si el ojo que se desocluye se mueve de adentro hacia afuera y de arriba hacia abajo: endodesviación combinada con hiperdesviación. Neutralizar el movimiento con prisma de base temporal y prisma de base inferior simultáneamente.

4. Si con anterioridad se había detectado que la desviación era incomitante, realizar el examen de medida en las distintas posiciones de mirada.

NOMENCLATURA

⊕ : Ortoforia
E : Endoforia en visión lejana
E′ : Endoforia en visión próxima
X : Exoforia en visión lejana
X′ : Exoforia en visión próxima
D/I : Hiperforia del ojo derecho sobre el izquierdo en visión lejana
D/I′ : Hiperforia del ojo derecho sobre el izquierdo en visión próxima
IT/D : Hipertropía del ojo izquierdo sobre el derecho en visión lejana
IT′/D : Hipertropía del ojo izquierdo sobre el derecho en visión próxima
ET : Endotropía en visión lejana
ET′ : Endotropía en visión próxima
XT : Exotropía en visión lejana
XT′ : Exotropía en visión próxima
E(T) : Endotropía intermitente en visión lejana
E(T)′ : Endotropía intermitente en visión próxima
XT ALT: Exotropía alternante en visión lejana
XT′ALT: Exotropía alternante en visión próxima

NOTA: Una limitación del *cover test* es que, incluso para el observador más experimentado, pequeñas desviaciones de 2-3▾ pueden pasar desapercibidas. Ello tiene una importancia capital al intentar detectar forias verticales, que siempre son de pequeña cuantía.

ANOTACIÓN

Ejemplo 1:

CT SC:

VL: 15▾ ETD

VP: 25▾ ET′D a 33 cm

Cuando no se indica lo contrario se supone que la desviación es comitante.

Ejemplo 2:

CT SC:

VL: 6▾ X(T)

VP: 20▾ XT′ALT a 40 cm

Ejemplo 3:

CT CC:

VL: 10▾ E(T)I

VP: 18▾ ET′I a 33 cm

Ejemplo 4:

CT CC:

VL: 10▾ D/I, incomitante

VP: 15▾ DT', incomitante

6.2 Medida de forias laterales

6.2.1 Disociación por prismas (en foróptero)

OBJETIVO

Detección y medida de la foria horizontal en VL y VP.

MATERIAL

* Como optotipo se utiliza una línea vertical de letras de AV ligeramente inferior a la visión del ojo con peor agudeza.

* Anteponer los prismas rotatorios de Risley delante de ambos ojos.

MÉTODO

* El paciente puede estar utilizando o no su refracción habitual o bien el valor del examen subjetivo efectuado (en función de las condiciones en las que queramos evaluar su estado fórico). Si deseamos determinar la existencia de una foria lateral en las condiciones habituales del paciente, éste debe estar utilizando sus gafas detrás del foróptero (una foria lateral puede ser provocada o verse alterada por descentramientos en las gafas).

* La DIP debe estar ajustada a la distancia a la que se desee realizar el examen.

* Colocar aproximadamente 12▾ BN delante del OD (será el prisma de medida), que provocará una imagen a la derecha.

* Colocar aproximadamente 6▾ BS delante del OI (será el prisma disociador), que provocará una imagen inferior.

* Indicar al paciente que va a ver dos imágenes: una arriba a la derecha y otra abajo a la izquierda:

H
T
Z
N

H
T
Z
N

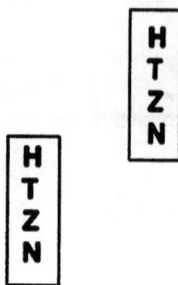

Llegado a este punto, disminuir la potencia prismática BN del ojo derecho hasta que el paciente refiera la alineación vertical de ambas imágenes.

NOTA: Es importante ejercer un buen control sobre la acomodación ya que, de lo contrario, la medida de la foria no será fiable. Por ello debe indicarse al paciente que mantenga su atención en la imagen inferior y que no pierda su nitidez.

POSIBLES RESPUESTAS

* Tan solo percibe una imagen (tras asegurarse de la no oclusión de ningún ojo y de la correcta colocación de los prismas): SUPRESIÓN. Se puede intentar averiguar de qué ojo con rápidas oclusiones alternantes.

* Se consigue la alineación vertical de las dos imágenes con una cierta cantidad de ▾BN: EXOFORIA.

* Se consigue la alineación vertical de ambas imágenes con cierta cantidad de ▾BT: ENDOFORIA.

* Se consigue la alineación vertical de las dos imágenes con 0▾: ORTOFORIA LATERAL.

EXAMEN EN VP

De forma análoga puede determinarse la foria lateral en VP, situando una línea vertical de letras a la distancia a la que se desee realizar el examen (por lo general 33 o 40 cm). Puede ser adecuado variar ligeramente la potencia prismática de partida de los prismas de Risley:

OD: 15▾ BN, para una mayor separación horizontal de las imágenes.

OI: 8▾ BS, para una mayor separación vertical de las imágenes.

Por lo demás, el procedimiento general de examen e interpretación de los resultados es el mismo.

Remarquemos nuevamente la necesidad de realizar un correcto control de la acomodación, principalmente al realizar el examen en VP. En ocasiones esta falta de control se traduce en resultados variables de el valor de la foria.

ANOTACIÓN DE LOS RESULTADOS

Este es el método de medida de forias más ampliamente utilizado cuando se trabaja con foróptero, por lo que puede suponerse por defecto, aunque es conveniente especificarlo.

Ejemplo 1

    Foria horizontal habitual (Risley)

        VL: 3▾ exo

        40 cm: 8▾ exo

Ejemplo 2

    Foria horizontal inducida (Risley)

        VL: ⊕

        33 cm: 10▾ endo

Ejemplo 3

    Foria horizontal habitual (Risley)

        VL: 1▾ exo

        33 cm Ad +2.00: 12▾ exo

OBSERVACIONES

* En caso de no producirse la disociación con los prismas arriba indicados puede aumentarse el valor de los mismos, ya que existe la posibilidad de haber neutralizado una heteroforia previa.

6.2.2 Disociación por prisma (en gafas de prueba)

OBJETIVO

Detección y medida de la foria horizontal en VL y VP.

MATERIAL

* Como optotipo se utiliza una línea vertical de letras de AV ligeramente inferior a la visión del ojo con peor agudeza.

* Un prisma suelto de la caja de prueba de ≈6▾

* Una barra de prismas con base horizontal.

MÉTODO

* El paciente puede estar utilizando o no su refracción habitual o bien el valor del examen subjetivo efectuado (en función de las condiciones en las que queramos evaluar su estado fórico).

* La DIP debe estar ajustada a la distancia a la que se desee realizar el examen.

* Colocar el prisma orientado con BS delante del OI, que provocará una imagen inferior (prisma disociador).

* Indicar al paciente que verá dos imágenes y preguntarle si están alineadas verticalmente o bien la imagen superior (vista por el OD) se encuentra a la derecha o a la izquierda del campo.

* Anteponer la barra prismática, con la base adecuada en cada caso, y aumentar la potencia hasta que el paciente indique la perfecta alineación vertical de ambas imágenes.

NOTA: Es importante ejercer un buen control sobre la acomodación, ya que de lo contrario la medida de la foria no será fiable. Por ello debe indicarse al paciente que mantenga su atención en la imagen inferior y que no pierda su nitidez.

POSIBLES RESPUESTAS

* Tan solo percibe una imagen (tras asegurarse de la no oclusión de ningún ojo y de la correcta colocación del prisma disociador): SUPRESIÓN. Se puede intentar averiguar de que ojo con rápidas oclusiones alternantes.

* Si el paciente refiere que la imagen superior se encuentra a la izquierda respecto a la inferior:

EXOFORIA (diplopía cruzada)

Anteponer prismas de BN delante de OD hasta que el paciente perciba la alineación vertical de ambas imágenes.

* Si el paciente refiere que la imagen superior se encuentra a la derecha respecto a la inferior:

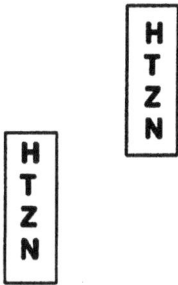

ENDOFORIA (diplopía homónima)

Anteponer prismas de BT delante de OD hasta que el paciente perciba la alineación vertical de ambas imágenes.

* Si las imágenes se encuentran alineadas:

ORTOFORIA LATERAL

EXAMEN EN VP

De forma análoga puede determinarse la foria lateral en VP, situando una línea vertical de letras a la distancia a la que se desee realizar el examen (por lo general 33 o 40 cm). Puede ser adecuado variar ligeramente la potencia del prisma disociador a 8ᵛ.

OBSERVACIONES

Existe la posibilidad de actuar de forma ligeramente distinta al valorar las forias laterales con la barra de prismas, tanto en VL como en VP. Consiste en: colocar el prisma disociador en el OI, igual que hemos referido, y la barra de prismas horizontal con 12▾ BN delante del ojo derecho. Así conseguimos partir de una posición de disociación similar a la que se consigue si realizásemos el examen con el foróptero. A continuación se disminuye lentamente la potencia prismática lateral hasta la alineación subjetiva por parte del paciente de las dos imágenes (si es necesario girar la barra de prismas para colocar ▾ BT).

ANOTACIÓN DE LOS RESULTADOS

Ejemplo 1:

        Foria horizontal habitual (barra ▾)

VL: ⊕

33 cm: 6▾ endo

Ejemplo 2:

        Foria horizontal inducida (barra ▾)

VL: 3▾ endo

40 cm Ad +1.50: 4▾ exo

6.2.3 Varillas de Maddox

OBJETIVO

Detección y medida de forias laterales en VL y VP.

MATERIAL

* Una linterna o luz puntual.

* Varilla de Maddox (generalmente de color rojo) orientada horizontalmente. Así conseguimos que la imagen de la luz de fijación a través de la varilla sea una línea vertical de color rojo.

* Barra de prismas de base lateral.

MÉTODO

* El paciente puede estar utilizando su refracción habitual o bien el valor del examen subjetivo efectuado (en función de las condiciones en las que queramos evaluar el estado fórico del paciente).

* Colocar la varilla de Maddox horizontalmente delante del OD.

* Indicar al paciente que va a ver dos imágenes distintas: una luz que nosotros estamos proyectando (que es vista por su ojo izquierdo) y una línea vertical de color rojo (vista por su ojo derecho).

* Indicar al paciente que mantenga la fijación sobre el punto luminoso y nos indique la localización respecto a este punto de la línea vertical roja.

* Anteponer la barra prismática delante del OD, con la base adecuada en cada caso, y aumentar la potencia hasta que el paciente refiera la coincidencia de la línea roja sobre la luz.

NOTA: Es importante controlar en todo momento que el paciente mantiene su atención sobre la luz, ya que la localización espacial de la linea roja es más próxima y puede estimular la acomodación, dando en algunos pacientes una mayor tendencia hacia la endoforia o enmascarando exoforias de mayor cuantía que la detectada.

POSIBLES RESPUESTAS

* Tan solo percibe una imagen (tras asegurarnos de la no oclusión de ningún ojo): SUPRESIÓN del ojo que corresponde a la imagen no percibida. No obstante, debemos tener presente que la supresión deberá ser bastante profunda como para que se manifieste en este examen. En estos casos puede intentarse realizar el examen anteponiendo la varilla delante del OI.

* La línea roja (vista por el OD) se encuentra a la derecha de la luz: ENDOFORIA

o |

Anteponer prismas de BT delante del OD hasta que el paciente indique la superposición de ambas imágenes.

* La línea roja (vista por el OD) se encuentra a la izquierda de la luz: EXOFORIA

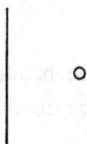

Anteponer prismas de BN delante del OD hasta que el paciente indique la superposición de ambas imágenes.

* Si el paciente indica que ambas imágenes se encuentran superpuestas:

ORTOFORIA LATERAL a la distancia de fijación.

EXAMEN EN VP

De forma análoga puede determinarse la foria lateral en VP, situando la luz puntual a la distancia a la que se desee realizar el examen (por lo general a 33 o 40 cm). Recordemos nuevamente la importancia de explicar al paciente que mantenga su atención sobre la luz.

OBSERVACIONES: Es poco frecuente utilizar la varilla de Maddox para determinar la existencia de forias laterales, dado el pobre control que permite esta técnica sobre la acomodación. No obstante, es un método adecuado para pacientes poco colaboradores y en niños.

ANOTACIÓN DE LOS RESULTADOS

Ejemplo 1:

	VL: 3▾ exo
Foria horizontal habitual(Maddox)	
	33 cm: 12▾ exo
	33 cm Ad -1.00: 10▾ exo

Ejemplo 2:

Foria horizontal inducida (Maddox)

VL: ⊕

40 cm: 6▾ endo

6.3 Medida de forias verticales

En ocasiones suele olvidarse este examen en los exámenes visuales que se realizan al paciente. Este error no puede justificarse ya que hemos de recordar que una foria vertical de pequeña cuantía (2-3▾) puede provocar una síntomatología muy severa.

6.3.1 Disociación por prismas (en foróptero)

OBJETIVO

Detección y medida de la foria vertical en VL y VP.

MATERIAL

* Como optotipo se utiliza una línea horizontal de letras de AV ligeramente inferior a la visión del ojo con peor agudeza.

* Anteponer los prismas rotatorios de Risley delante de ambos ojos.

MÉTODO

* El paciente puede estar utilizando su refracción habitual o bien el valor del examen subjetivo efectuado (en función de las condiciones en las que queramos evaluar su estado fórico). Si deseamos determinar la existencia de una foria vertical con la corrección habitual del paciente, que éste utilice sus gafas (un montaje inadecuado puede ser el origen del disconfort del paciente).

* La DIP debe estar ajustada a la distancia a la que se desee realizar el examen.

* Colocar aproximadamente 12▾ BN delante del OD (será el prisma disociador), que provocará una

imagen a la derecha.

* Colocar aproximadamente 6ᵛ BS delante del OI (será el prisma de medida), que provocará una imagen inferior.

* Indicar al paciente que va a ver dos imágenes: una arriba a la derecha y otra abajo a la izquierda:

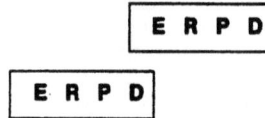

$$\boxed{\textsf{E R P D}}$$

$$\boxed{\textsf{E R P D}}$$

Llegado a este punto disminuir la potencia prismática BS del ojo izquierdo hasta que el paciente refiera la alineación horizontal de ambas imágenes.

POSIBLES RESPUESTAS

* Tan solo percibe una imagen (tras asegurarse de la no oclusión de ningún ojo y de la correcta colocación de los prismas): SUPRESIÓN. Se puede intentar averiguar de qué ojo con rápidas oclusiones alternantes.

* Se consigue la alineación horizontal de las dos imágenes con una cierta cantidad de ᵛBS (en OI): HIPERFORIA D/I.

* Se consigue la alineación horizontal de ambas imágenes con cierta cantidad de ᵛ BI (en OI): HIPERFORIA I/D.

* Se consigue la alineación horizontal de las dos imágenes con 0ᵛ: ORTOFORIA VERTICAL.

EXAMEN EN VP

De forma análoga puede determinarse la foria vertical en VP, situando una línea horizontal de letras a la distancia a la que se desee realizar el examen (por lo general 33 o 40 cm). Puede ser adecuado variar ligeramente la potencia prismática de partida de los prismas de Risley:

OD: 15ᵛ BN, para una mayor separación horizontal de las imágenes.

OI: 8ᵛ BS, para una mayor separación vertical de las imágenes.

Por lo demás el procedimiento general de examen es el mismo.

ANOTACIÓN DE LOS RESULTADOS

Este es el método de medida de forias más ampliamente utilizado cuando se trabaja con foróptero por lo que puede suponerse por defecto, aunque es conveniente especificarlo.

Ejemplo 1:

                        VL: $\oplus$

Foria vertical habitual (Risley)

                        40 cm: 2$^{\triangledown}$ I/D

Ejemplo 2:

                        VL: 1.5$^{\triangledown}$ D/I

Foria vertical inducida (Risley)

                        33 cm: 1.5$^{\triangledown}$ D/I

OBSERVACIONES:

En caso de no producirse la disociación con los prismas arriba indicados podemos aumentar el valor de los mismos, ya que existe la posibilidad de haber neutralizado una heteroforia previa.

6.3.2 Disociación por prismas (en gafas de prueba)

OBJETIVO

Detección y medida de la foria vertical en VL y VP.

MATERIAL

* Como optotipo se utiliza una línea horizontal de letras de AV ligeramente inferior a la visión del ojo con peor agudeza.

* Prisma suelto de la caja de pruebas de ≈12$^{\triangledown}$ (si no se tiene un prisma de este valor puede ser necesario utilizar dos prismas conjuntamente para conseguir suficiente potencia, por ejemplo uno de 10$^{\triangledown}$ + uno de 2$^{\triangledown}$).

* Barra de prismas verticales.

MÉTODO

* El paciente puede estar utilizando su refracción habitual o bien el valor del examen subjetivo efectuado (en función de las condiciones en las que queramos evaluar su estado fórico).

* Colocar el prisma orientado con BN delante del OD.

* Indicar al paciente que verá dos imágenes y preguntarle si están alineadas horizontalmente o por el contrario la imagen de la izquierda (vista por el OI) se encuentra ligeramente elevada o deprimida respecto a la imagen que se observa a la derecha.

* Anteponer la barra prismática vertical delante del OI, con la base adecuada en cada caso, y aumentar la potencia hasta que el paciente refiera la perfecta alineación horizontal de las dos imágenes.

POSIBLES RESPUESTAS

* Tan solo percibe una imagen (tras asegurarse de la no oclusión de ningún ojo y de la correcta colocación del prisma disociador): SUPRESIÓN. Se puede intentar averiguar de qué ojo con rápidas oclusiones alternantes.

* Ambas imágenes alineadas

| E R P D | | E R P D | ORTOFORIA vertical

* Imagen del OI más elevada (el ojo está deprimido):

| E R P D |

          | E R P D | HIPERFORIA D/I.

Anteponer prismas BS delante del OI hasta conseguir la alineación horizontal.

* Imagen del OI más deprimida (el ojo está elevado):

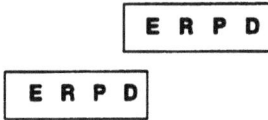

| E R P D |

| E R P D |

HIPERFORIA I/D.

Anteponer prismas BI delante del OI hasta conseguir la alineación horizontal.

EXAMEN EN VP

De forma análoga puede determinarse la foria vertical en VP, situando una línea horizontal de letras a la distancia a la que se desee realizar el examen (por lo general 33 o 40 cm). Puede ser adecuado variar la potencia del prisma disociador que se antepone al OD a ≈15ᵛ BN. Como no suelen existir prismas de esta potencia en las cajas de prueba o bien se colocan simultáneamente dos prismas con BN en OD de, por ejemplo 8ᵛ + 7ᵛ, o bien se colocan 8ᵛ BN delante del OD y 7ᵛ BN delante del OI, con lo que se consigue una disociación similar a la anterior (imagen del OD a la derecha e imagen del OI a la izquierda).

Por lo demás el procedimiento es análogo al descrito para VL.

ANOTACIÓN DE LOS RESULTADOS

Ejemplo 1:

Foria vertical habitual (barra ▾)

VL: ⊕

40 cm: ⊕

Ejemplo 2:

Foria vertical inducida (barra ▾)

VL: 1.5ᵛ I/D

33 cm: 2ᵛ I/D

OBSERVACIONES

En caso de no producirse la disociación con los prismas arriba indicados, podemos aumentar el valor de los mismos, ya que existe la posibilidad de haber neutralizado una heteroforia previa.

6.3.3 Varilla de Maddox

OBJETIVO

Detección y medida de forias verticales en VL y VP.

MATERIAL

* Una linterna o luz puntual.

* Varilla de Maddox (generalmente de color rojo) orientada verticalmente. Así conseguimos que la imagen de la luz de fijación a través de la varilla sea una línea horizontal de color rojo.

* Barra de prismas de base vertical.

MÉTODO

* El paciente puede estar utilizando su refracción habitual o bien el valor del examen subjetivo efectuado (en función de las condiciones en las que queramos evaluar el estado fórico del paciente).

* Colocar la varilla de Maddox verticalmente delante del OD.

* Indicar al paciente que va a ver dos imágenes distintas: una luz que nosotros estamos proyectando y una línea horizontal de color rojo.

* Indicar al paciente que mantenga la fijación sobre el punto luminoso y nos indique la localización respecto a este punto de la línea horizontal roja.

* Anteponer la barra prismática delante del OD, con la base adecuada en cada caso, y aumentar la potencia hasta que el paciente refiera la coincidencia de la línea roja sobre la luz.

POSIBLES RESPUESTAS

* Tan solo percibe una imagen (tras asegurarnos de la no oclusión de ningún ojo): SUPRESIÓN del ojo que corresponde a la imagen no percibida. No obstante, debemos tener presente que la supresión deberá ser bastante profunda como para que se manifieste en este examen. Puede intentarse en estos casos realizar el examen anteponiendo la varilla delante del OI.

* La línea roja (vista por el OD) se encuentra más arriba que la luz (el ojo derecho está deprimido):

HIPERFORIA I/D

—————

o

Anteponer prismas de BS delante del OD hasta que el paciente indique la superposición de ambas imágenes.

* La línea roja (vista por el OD) se encuentra más abajo que la luz (el OD se encuentra elevado): HIPERFORIA D/I

o

—————

Anteponer prismas de BI delante del OD hasta que el paciente indique la superposición de ambas imágenes.

* Si el paciente indica que ambas imágenes se encuentran superpuestas:

———o———

ORTOFORIA VERTICAL a la distancia de fijación.

EXAMEN EN VP

De forma análoga puede determinarse la foria vertical en VP, situando la luz puntual a la distancia a la que se desee realizar el examen (por lo general a 33 o 40 cm).

NOTA: La técnica de la varilla de Maddox es una de las más utilizadas para detectar y cuantificar forias verticales. Recordemos que todas las consideraciones realizadas en el apartado de forias laterales sobre el poco control sobre la acomodación que proporciona este método, ahora no tienen una importancia significativa ya que la acomodación no influye en la dirección ni cuantía de las forias verticales.

ANOTACIÓN DE LOS RESULTADOS:

Ejemplo 1:

Foria vertical habitual(Maddox)	VL: ⊕
	33 cm: ⊕

Ejemplo 2:

Foria vertical indicida(Maddox)	VL: 2▾ I/D
	40 cm: 2▾ I/D

6.4 Otros exámenes de detección y medida de forias

6.4.1 Test de Schöber

OBJETIVO

Detección y medida aproximada de forias verticales y horizontales en VL.

MATERIAL

* Optotipo específico para visión lejana, formado por un círculo verde (en otros proyectores es un doble círculo verde) y una cruz inscrita de color rojo.

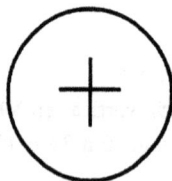

* Gafas o filtros rojo-verde. Generalmente se coloca el filtro rojo delante del OD y el filtro verde delante del OI (así lo explicaremos).

* Iluminación ambiental reducida.

MÉTODO

* El paciente puede estar utilizando su refracción habitual o bien el valor del examen subjetivo efectuado (en función de las condiciones en las que queramos evaluar su estado fórico).

* Como estamos trabajando en condiciones de baja iluminación:

    - El OD, con filtro rojo, percibe la cruz roja pero no el círculo verde que al ser del color complementario del filtro se percibe negro y no se ve.

    - El OI, con filtro verde, percibe el círculo verde pero no la cruz roja que al ser de color complementario al del filtro se percibirá negro y no se verá.

* Preguntar al paciente la localización de la cruz respecto al centro del círculo.

POSIBLES RESPUESTAS:

* Tan solo ve la cruz roja (tras cerciorarse de que no existe oclusión del ojo izquierdo): SUPRESIÓN OI

* Tan solo ve el círculo verde (tras cerciorarse de que no existe oclusión del ojo derecho): SUPRESIÓN OD

*

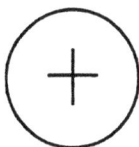

Relativa ORTOFORIA en VL

*

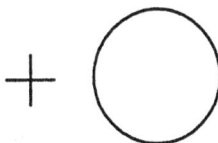

Diplopía cruzada: EXOFORIA (o exodesviación)

Diplopía homónima: ENDOFORIA (o endodesviación)

Imagen OD arriba: HIPERFORIA I/D

Imagen OI arriba: HIPERFORIA D/I

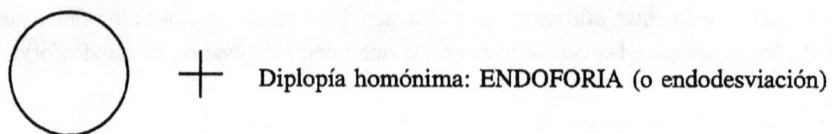

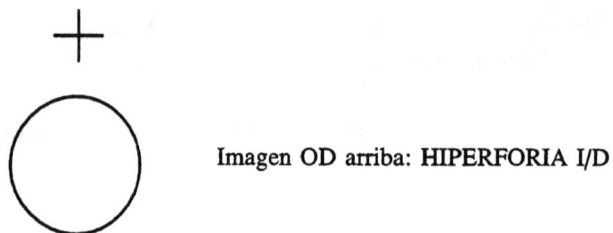

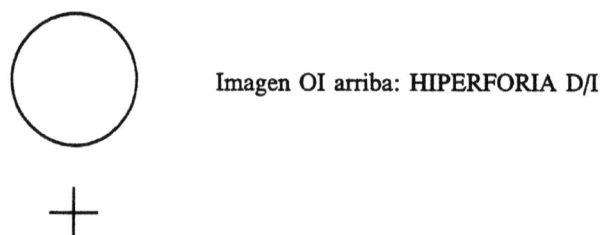

* Otras posibles combinaciones:

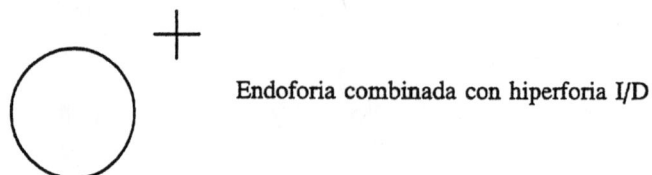

Endoforia combinada con hiperforia I/D

NOTA: Este examen es generalmente cualitativo y no cuantitativo, aunque puede determinarse la cuantía aproximada de la desviación anteponiendo prismas de base adecuada delante del OD, hasta conseguir centrar la cruz en el círculo.

ANOTACIÓN DE LOS RESULTADOS

Ejemplo 1: Foria habitual (Schöber) VL: exo

Ejemplo 2: Foria inducida (Schöber) VL: endo + I/D

Ejemplo 3: Foria habitual (Schöber) VL: ≈8▾ exo

OBSERVACIONES

Cerciorarse de que el paciente no tiene problemas cromáticos, principalmente al rojo-verde, antes de dar un diagnóstico erróneo.

Bibliografía

1. Amos J.F. y otros autores. *Diagnosis and Management in Vision Care*, Cap. 16. Ed. Butterworths (1987).

2. Borish IM. *Clinical Refraction* Vol 1; Cap. 18 y 20. Ed. Professional Press Books, 3ª Ed. 1975.

3. Daum KM, Rutstein RP, Houston G, Clore KA, Corliss DA. *Evaluation of a new Criterion of Binocularity* Optometry and Vision Science 1989;66:218-28.

4. Duke Elder y David Abra. *System of Ophtalmology; Vol 5:Ophtalmic optics and refraction.* Ed. St Louis: The CV Mosby Company 1970

5. Eskridge JB, Amos JF, Bartlett JD. *Clinical procedures in Optometry* Cap. 11. Ed. Lippincott Company, 1991

6. Griffin J.R. *Binocular Anomalies. Procedures for vision Therapy* Cap. 15. Ed. Professional Press, 2ª edición. 1988

7. Saona Santos CL. *Optometría Clínica* Cap 27. Ed. el propio autor, 1987.

Capítulo 7 Vergencias fusionales

Las vergencias fusionales son una medida clínica de la habilidad del paciente para mantener la visión binocular única. También suelen denominarse como: rangos de vergencias o amplitudes de vergencias.

Los movimientos de vergencias son movimientos disyuntivos de ambos ojos, de forma que los globos oculares se mueven en direcciones opuestas como: convergencia, divergencia, ciclovergencia o vergencia vertical. La habilidad del paciente para realizar movimientos de vergencia y mantener la visión binocular simple (fusión) se determina con la medida de las vergencias fusionales.

El examen de las amplitudes de fusión debe incluirse siempre que se desee valorar la visión binocular de un paciente, ya que la existencia de una heteroforia no es en sí misma un problema. Dependerá de que las reservas fusionales que posea el sistema visual del individuo sean suficientes o escasas para compensar ampliamente dicha foria lo que determinará la existencia o no de sintomatología. Veámoslo en los siguientes dibujos:

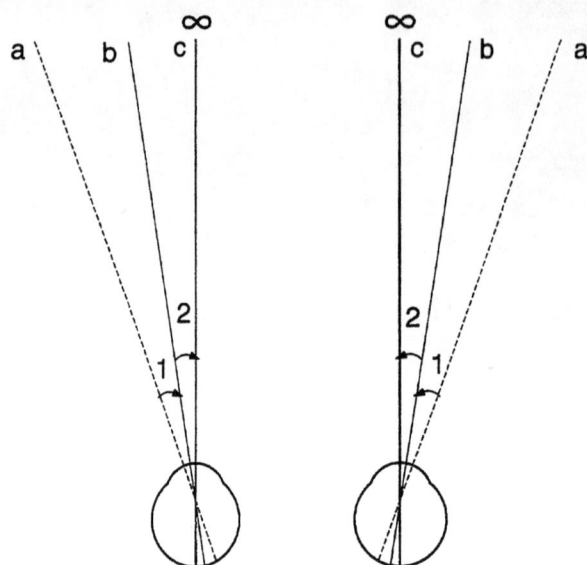

Fig. 7.1 Posición de los ejes visuales en un caso de exoforia en VL. (a) Posición anatómica de reposo; (b) Posición fórica; (c) Posición activa en VL; (1) Convergencia tónica; (2) Convergencia fusional positiva necesaria.

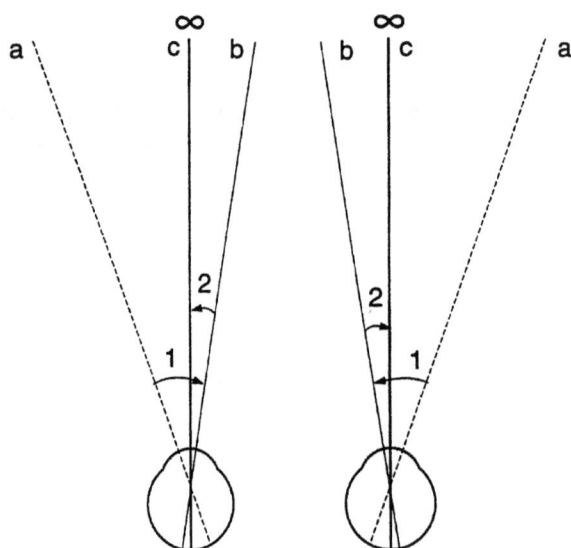

Fig. 7.2 Posición de los ejes visuales en un caso de endoforia en VL. (a) Posición anatómica de reposo; (b) Posición fórica; (c) Posición activa en VL; (1) Convergencia tónica; (2) Convergencia fusional negativa necesaria.

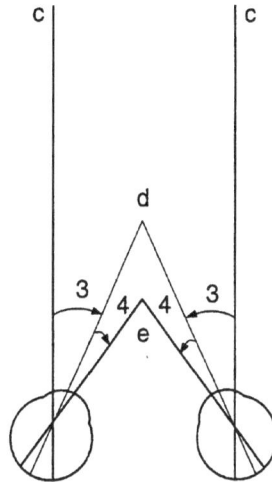

Fig. 7.3 Posición de los ejes visuales en un caso de exoforia en VP. (c) Posición activa en VL; (d) Posición fórica en VP; (e) Posición activa en VP; (3) Convergencia proximal y acomodativa; (4) Convergencia fusional positiva necesaria.

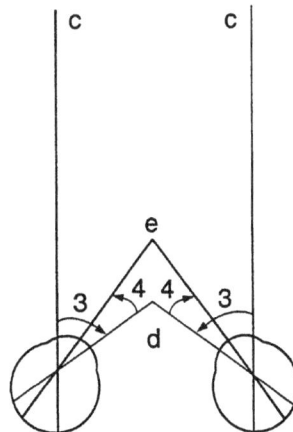

Fig. 7.4 Posición de los ejes visuales en un caso de endoforia en VP. (c) Posición activa en VL; (d) Posición fórica en VP; (e) Posición activa en VP; (3) Convergencia proximal y acomodativa; (4) Convergencia fusional negativa necesaria.

Recordemos brevemente la terminología que se utiliza al hacer referencia a las amplitudes de vergencias fusionales:

- CONVERGENCIA RELATIVA POSITIVA: Máxima convergencia que puede estimularse manteniendo constante la acomodación. El examen se realiza anteponiendo prismas de BT en uno o en ambos ojos hasta que se produzca la visión borrosa del optotipo, momento en que comienza a actuar la estimulación de la convergencia acomodativa.

- CONVERGENCIA RELATIVA NEGATIVA: Máxima convergencia que puede inhibirse manteniendo constante la acomodación. El examen se realiza anteponiendo en uno o en ambos ojos prismas de BN hasta que se produce la visión borrosa del optotipo, momento en que comienza a actuar la inhibición de la convergencia acomodativa.

Pero al determinar estos valores no se ha tenido en cuenta el estado fórico previo del paciente; de ahí la importancia de los siguientes conceptos:

- CONVERGENCIA FUSIONAL POSITIVA: En caso de **exofóricos** será igual a la convergencia relativa positiva más el valor de la foria (que es la demanda de convergencia fusional que está ejercitando constantemente). En caso de **endofóricos** será igual a la convergencia relativa positiva menos el valor de la foria.

- CONVERGENCIA FUSIONAL NEGATIVA: En caso de **endofóricos** será igual a la convergencia relativa negativa más el valor de la foria (que es la demanda de convergencia fusional que está ejercitando en todo momento). En caso de **exofóricos** será igual a la convergencia relativa negativa menos el valor de la foria.

NOTA: Algunos autores consideran la convergencia fusional no hasta el punto de borrosidad, sino hasta el de ruptura de la visión binocular, pero debe tenerse en cuenta que en este caso también está actuando la convergencia acomodativa. Nosotros utilizaremos el término de convergencia fusional hasta el punto de borrosidad.

ANOTACIÓN DE LOS RESULTADOS

Al determinar lor rangos de vergencias horizontales deben anotarse los valores del punto de borrosidad, ruptura y recuperación de la visión simple, tanto con prismas de base nasal como temporal. Algunos pacientes no perciben la borrosidad y pasan directamente a la diplopía; en estos casos anotar con "X" el valor de la borrosidad.

VALORES NORMALES

Los valores de amplitudes de vergencia considerados como "normales" varían de unos autores a otros. No obstante, recordemos que lo importante es determinar la relación que existe entre la demanda constante del sistema visual del individuo para una distancia de fijación (valor de la foria) y el valor de las reservas fusionales que necesite. De forma orientativa exponemos los resultados de algunos investigadores:

Tabla 7.1 Valores estadísticamente normales de rangos de vergencias fusionales.

	ESTUDIO DE LESSER	ESTUDIO DE MORGAN	ESTUDIO DE SHEEDY-SALA-DIN
▼ BN a 6m - Borrosidad	X	X	X
- Ruptura	9	7 ($\pm$3)	8 ($\pm$3)
- Recuperación	5	4 ($\pm$2)	5 ($\pm$3)
▼ BT a 6m - Borrosidad	8	9 ($\pm$4)	15 ($\pm$7)
- Ruptura	19	19 ($\pm$8)	28 ($\pm$10)
- Recuperación	10	10 ($\pm$4)	20 ($\pm$11)
▼ BN a 40 cm - Borrosidad	14	13 ($\pm$4)	14 ($\pm$6)
- Ruptura	22	21 ($\pm$4)	19 ($\pm$7)
- Recuperación	18	13 ($\pm$5)	13 ($\pm$6)
▼ BT a 40 cm - Borrosidad	15	17 ($\pm$5)	22 ($\pm$8)
- Ruptura	21	21 ($\pm$6)	30 ($\pm$12)
- Recuperación	15	11 ($\pm$7)	23 ($\pm$11)

7.1 Medida de vergencias fusionales horizontales

7.1.1 Medida de vergencias horizontales con foróptero

OBJETIVO

Determinar la convergencia relativa, acomodativa y fusional en VL y VP.

MATERIAL

* Como optotipo se utiliza una línea vertical de letras de AV ligeramente inferior a la visión del ojo con peor agudeza.

* Prismas de Risley con el 0 en posición vertical.

* Iluminación ambiental adecuada.

A. Método de examen de las reservas fusionales negativas

* El paciente puede estar utilizando o no su refracción habitual o bien el valor del examen subjetivo efectuado (en función de las condiciones en las que queramos realizar el examen).

* La DIP debe estar ajustada a la distancia a la que se desee realizar el examen.

* Asegurarnos de que el paciente tiene ambos ojos abiertos y que está viendo una única imagen.

* Aumentar lenta y simétricamente en ambos ojos la potencia prismática BN hasta que el paciente refiera ver el optotipo ligeramente borroso, anotar mentalmente el valor de la suma de ambos prismas; continuar aumentando binocularmente el valor prismático BN hasta que el paciente refiera la diplopía del optotipo, anotar mentalmente el resultado de la suma de ambos prismas; llegado a este punto disminuir simétricamente la potencia prismática hasta que el paciente nos indique la recuperación simple y nítida de la visión.

* Anotar los resultados de la borrosidad/ruptura/recuperación.

POSIBLES RESPUESTAS

* El paciente refiere ver una única imagen que lentamente se desplaza hacia la derecha (tras asegurarnos de la no oclusión de ningún ojo): SUPRESIÓN OI.

* El paciente refiere ver una única imagen que lentamente se desplaza hacia la izquierda (tras asegurarnos de la no oclusión de ningún ojo): SUPRESIÓN OD.

* Recordemos que es totalmente normal que al realizar el examen en VL el paciente no refiera visión borrosa del optotipo en este examen; lo anormal, e indicador de una falta de control de la acomodación al realizar el examen subjetivo, es la visión borrosa.

B. Método de examen de las reservas fusionales positivas

* Asegurarnos de que el paciente tiene ambos ojos abiertos y que está viendo una única imagen.

* Aumentar lenta y simétricamente en ambos ojos la potencia prismática BT hasta que el paciente refiera ver el optotipo ligeramente borroso, anotar mentalmente el valor de la suma de ambos prismas; continuar aumentando binocularmente el valor prismático BT hasta que el paciente refiera la diplopía del optotipo, anotar mentalmente el resultado de la suma de ambos prismas; llegado a este punto disminuir simétricamente la potencia prismática hasta que el paciente nos indique la recuperación simple y nítida de la visión.

* Anotar los resultados de la borrosidad/ruptura/recuperación.

POSIBLES RESPUESTAS

* El paciente refiere ver una única imagen que lentamente se desplaza hacia la derecha (tras asegurarnos de la no oclusión de ningún ojo): SUPRESIÓN OD.

* El paciente refiere ver una única imagen que lentamente se desplaza hacia la izquierda (tras asegurarnos de la no oclusión de ningún ojo): SUPRESIÓN OI.

EXAMEN EN VP

De forma análoga pueden determinarse las reservas fusionales negativas y positivas en VP, situando una línea vertical de letras a la distancia a la que se desee realizar el examen (por lo general a 33 o 40 cm).

Recordemos ajustar la distancia interpupilar a visión próxima.

OBSERVACIONES

En un principio es recomendable graficar los rangos de vergencia tanto en VL como en VP, en todos los casos.

ANOTACIÓN DE LOS RESULTADOS

Debe anotarse el valor prismático que produce la borrosidad, ruptura y recobro en el orden en que se determinaron. En ocasiones el paciente no percibe la borrosidad, en tal caso anotarlo como X.

Si no existen los valores de ruptura o recuperación porque la habilidad de vergencias del paciente excede los límites de los prismas del foróptero (por lo general 40▼), anotar el resultado como 40^+; por ejemplo: $20/40^+/$-.

Ocasionalmente la recuperación puede tener un valor negativo. Por ejemplo, en un paciente el recobro de la fusión al realizar el examen de las amplitudes de divergencia tan solo se consigue con prismas de base temporal. En tal caso se anota como un resultado negativo (10/12/-4).

Ejemplo 1

	VL: ▼BN X/12/4
	▼BT 6/12/3
Reservas habituales (Risley)	
	33 cm: ▼BN 12/16/11
	▼BT 14/20/17

Ejemplo 2

	VL: ▼BN X/10/6
	▼BT 13/18/12
Reservas inducidas (Risley)	
	40 cm: ▼BN 20/23/18
	▼BT X/9/-3

7.1.2 Medida de vergencias horizontales con barra de prismas

OBJETIVO

Determinar la convergencia relativa, acomodativa y fusional en VL y VP.

MATERIAL

* Como optotipo se utiliza una línea vertical de letras de AV ligeramente inferior a la visión del ojo con peor agudeza.

* Barra prismática con la base horizontal.

* Iluminación ambiental adecuada que permita ver claramente el optotipo.

A. Método de examen de las reservas fusionales negativas

* El paciente puede estar utilizando o no su refracción habitual o bien el valor del examen subjetivo efectuado (en función de las condiciones en las que queramos realizar el examen).

* Asegurarnos de que el paciente tiene ambos ojos abiertos, que está viendo una única imagen y que entiende el procedimiento del examen que vamos a realizar.

* Situar la barra primática delante del ojo derecho y aumentar lentamente la potencia prismática BN hasta que el paciente refiera ver el optotipo ligeramente borroso, anotar mentalmente el valor prismático; continuar aumentando el valor prismático BN hasta que el paciente refiera la diplopía del optotipo, anotar mentalmente el resultado; llegado a este punto, disminuir la potencia prismática hasta que el paciente nos indique la recuperación simple y nítida de la visión.

* Anotar los resultados de borrosidad/ruptura/recuperación.

OBSERVACIONES

* Si el paciente refiere ver una única imagen que lentamente se desplaza hacia la derecha (tras asegurarnos de la no oclusión de ningún ojo): SUPRESIÓN OI.

* Recordemos que es totalmente normal que al realizar el examen en VL el paciente no refiera visión borrosa del optotipo en este examen; lo anormal, e indicador de una falta de control de la acomodación al realizar el examen subjetivo, es la visión borrosa.

B. Método de examen de las reservas fusionales positivas

* Asegurarnos de que el paciente tiene ambos ojos abiertos y que está viendo una única imagen.

* Situar la barra de prismas delante del ojo dercho y aumentar lentamente la potencia prismática BT hasta que el paciente refiera ver el optotipo ligeramente borroso, anotar mentalmente el valor; continuar aumentando el valor prismático BT hasta que el paciente refiera la diplopía del optotipo, anotar mentalmente el resultado; llegado a este punto disminuir la potencia prismática hasta que el paciente nos indique la recuperación simple y nítida de la visión.

* Anotar los resultados de la borrosidad/ruptura/recuperación.

OBSERVACIONES

Si el paciente refiere ver una única imagen que lentamente se desplaza hacia la izquierda (tras asegurarnos de la no oclusión de ningún ojo o del campo de visión): SUPRESIÓN OI.

EXAMEN EN VP

De forma análoga pueden determinarse las reservas fusionales negativas y positivas en VP, situando una línea vertical de letras a la distancia a la que se desee realizar el examen (por lo general a 33 o 40 cm).

OBSERVACIONES

* En un principio es recomendable representar graficamente los rangos de vergencia tanto en VL como en VP en todos los casos.

ANOTACIÓN DE LOS RESULTADOS

Debe anotarse el valor prismático que produce la borrosidad, ruptura y recobro en el orden en que se determinaron. En ocasiones el paciente no percibe la borrosidad, en tal caso anotarlo como X.

Si no existen los valores de ruptura o recuperación porque la habilidad de vergencias del paciente excede los límites de la potencia máxima de la barra de prismas (por lo general 40▼), anotar el resultado como 40^+; por ejemplo: $30/40^+/-$.

Ocasionalmente la recuperación puede tener un valor negativo. Por ejemplo, en un paciente el recobro de la fusión al realizar el examen de las amplitudes de divergencia tan solo se consigue al girar la barra de prismas e introducir prismas de base temporal. En tal caso se anota como un resultado negativo (8/12/-2).

Ejemplo 1

| | VL: | ▼BN X/6/3 |
| | | ▼BT 6/10/3 |

Reservas habituales (Barra ▼)

| | 33 cm: | ▼BN 12/16/11 |
| | | ▼BT 11/16/3 |

Ejemplo 2

| | VL: | ▼BN X/4/-4 |
| | | ▼BT 13/18/12 |

Reservas inducidas (Barra ▼)

| | 40 cm: | ▼BN X/9/0 |
| | | ▼BT 15/22/14 |

OBSERVACIONES

Tal y como hemos comentado, es frecuente y recomendable graficar el resultado de los exámenes de vergencias fusionales horizontales. Esto facilitará la visualización de la cantidad y calidad de la visión binocular del paciente.

Por lo general se utilizan los siguientes símbolos:

X Foria
○ Borrosidad
☐ Ruptura
▲ Recuperación (no suele utilizarse en la representación gráfica)

Veamos el siguiente ejemplo:

Examen en VL: Foria: 2▾ exo
                       ▾BN: X/10/6
                       ▾BT: 10/14/6

Examen en VP: Foria: 6▾ endo
                       ▾BN 10/14/2
                       ▾BT: 20/30/20

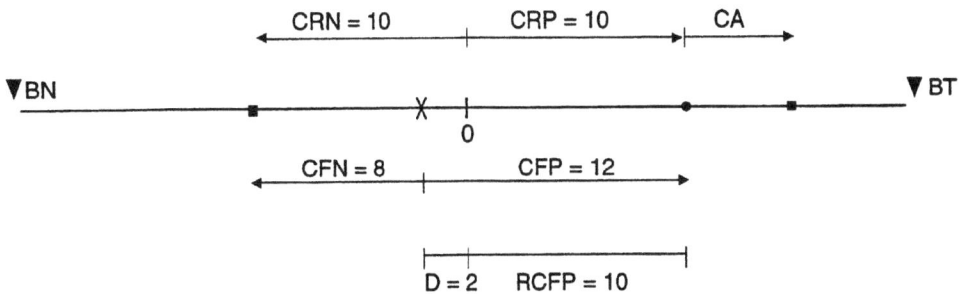

Fig. 7.5 Gráfico de los rangos de vergencia para un paciente exofórico en VL

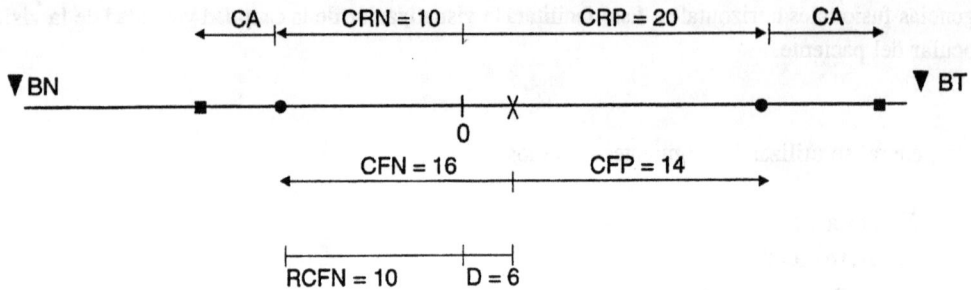

Fig. 7.6 Gráfico de los rangos de vergencias para un paciente endofórico en VP

7.2 Medida de vergencias fusionales verticales

Las vergencias fusionales verticales son de pequeño valor y no se ven alteradas por el efecto de la acomodación.

7.2.1 Medida de vergencias verticales con foróptero

OBJETIVO

Determinar las reservas de vergencias verticales en VL y VP.

MATERIAL

* Como optotipo se utiliza una línea horizontal de letras de AV ligeramente inferior a la visión del ojo con peor agudeza.

* Foróptero y prismas de Risley con el 0 en posición horizontal.

* Iluminación ambiental adecuada.

MÉTODO

El examen consiste en medir la supravergencia y la infravergencia del ojo derecho y del ojo izquierdo.

* El paciente puede estar utilizando o no su refracción habitual o bien el valor del examen subjetivo efectuado (en función de las condiciones en las que queramos realizar el examen).

* La DIP debe estar ajustada a la distancia a la que se desee realizar el examen.

* Asegurarnos de que el paciente tiene ambos ojos abiertos y que está viendo una única imagen.

* Aumentar lentamente la potencia prismática base inferior del OD hasta que el sujeto nos refiera la visión doble del optotipo. Anotar mentalmente el resultado. Seguidamente disminuir dicha potencia prismática hasta que el paciente indique la visión simple de la fila de letras. Dado que no existe cambio en la respuesta acomodativa, no existe punto de borrosidad en el examen de las vergencias verticales.

* Anotar el resultado en forma ruptura/recuperación. Se trata de la **supravergencia del OD**.

* Volver a colocar los prismas en 0. Aumentar lentamente la potencia prismática base superior en OD hasta que el paciente refiera la visión doble del optotipo. Anotar mentalmente el resultado. Seguidamente disminuir dichos prismas hasta que el sujeto vuelva a indicar la recuperación de la visión simple.

* Anotar el resultado en forma ruptura/recuperación. Se trata de la **infravergencia del OD**.

* Repetir de forma idéntica el examen sobre el OI. Ruptura/recuperación con prismas base inferior nos proporcionan la **supravergencia del OI**. Ruptura/recuperación con prismas base superior nos proporcionan la **infravergencia del OI**.

POSIBLES RESPUESTAS

* Al realizar la supravergencia de OD, el paciente nos refiere ver únicamente una imagen que se desplaza hacia arriba (tras asegurarnos de la no oclusión de ningún ojo): SUPRESIÓN OJO IZQUIERDO.

* Al realizar la infravergencia de OD, el paciente nos refiere ver únicamente una imagen que se desplaza hacia abajo (tras asegurarnos de la no oclusión de ningún ojo): SUPRESIÓN OJO IZQUIERDO.

* Al realizar la supravergencia de OI, el paciente nos refiere ver únicamente una imagen que se desplaza hacia arriba (tras asegurarnos de la no oclusión de ningún ojo): SUPRESIÓN OJO DERECHO.

* Al realizar la infravergencia de OI, el paciente nos refiere ver únicamente una imagen que se desplaza hacia abajo (tras asegurarnos de la no oclusión de ningún ojo): SUPRESIÓN OJO DERECHO.

OBSERVACIONES

* En este examen no se produce borrosidad previa a la diplopía, puesto que las vergencias verticales no están relacionadas ni se ven alteradas por la acomodación.

* Es muy interesante, cuando se quiere examinar al paciente en sus condiciones habituales, que utilice sus propias gafas tras el foróptero. Un centraje incorrecto de los cristales puede ser el origen de una heteroforia vertical y, consecuentemente, de sintomatología.

* Normalmente se espera que la supravergencia de un ojo sea del mismo valor que la infravergencia del otro. Por ejemplo, la infravergencia de OD será igual a la supravergencia de OI. Es por ello que en tales casos suelen determinarse tan solo sobre un ojo.

EXAMEN EN VP

De forma análoga pueden determinarse las vergencias verticales en VP, situando el optotipo a la distancia que se desee realizar el examen (por lo general a 33 o 40 cm).

ANOTACIÓN DE LOS RESULTADOS

Debe anotarse los valores de ruptura y recuperación. En ocasiones la recuperación puede tener un valor negativo (por ejemplo si, al determinar la supravergencia del OD, el recobro de la fusión tan solo se consigue con prismas de base superior delante del OD). En tal caso se anota como un resultado negativo: 2/-2.

Ejemplo 1

     Vergencias verticales habituales VL: SUPRA OD: 4/3
                                                 INFRA OD: 5/3
                                              SUPRA OI: 5/4
                                              INFRA OI: 4/3

*

7.2.2 Medida de vergencias verticales con barra de prismas

OBJETIVO

Determinar las reservas de vergencias verticales en VL y VP.

MATERIAL

* Como optotipo se utiliza una línea horizontal de letras de AV ligeramente inferior a la visión del ojo con peor agudeza.

* Barra prismática con base vertical.

* Iluminación ambiental adecuada.

MÉTODO

El examen consiste en medir la supravergencia y la infravergencia del ojo derecho y del ojo izquierdo.

* El paciente puede estar utilizando o no su refracción habitual o bien el valor del examen subjetivo efectuado (en función de las condiciones en las que queramos realizar el examen).

* La DIP debe estar ajustada a la distancia a la que se desee realizar el examen.

* Asegurarnos de que el paciente tiene ambos ojos abiertos y de que está viendo una única imagen.

* Situar la barra de prismas delante del OD con base inferior y aumentar lentamente la potencia prismática hasta que el sujeto nos refiera la visión doble del optotipo. Anotar mentalmente el resultado. Disminuir el valor prismático hasta que se produzca nuevamente la visión simple.

* Retirar la barra de prismas y anotar el resultado en forma ruptura/recuperación. Se trata de la **supravergencia del OD**.

* Situar nuevamente la barra de prismas delante del OD pero ahora preparada para anteponer prismas base superior. Aumentar lentamente la potencia prismática hasta que el sujeto nos refiera la visión doble del optotipo. Anotar mentalmente el resultado. Disminuir el valor prismático hasta que se produzca nuevamente la visión simple.

* Retirar la barra de prismas y anotar el resultado en forma ruptura/recuperación. Se trata de la **infravergencia del OD**.

* Repetir de forma idéntica el examen sobre el OI. Ruptura/recuperación con prismas base inferior nos proporcionan la **supravergencia del OI**. Ruptura/recuperación con prismas base superior nos proporcionan la **infravergencia del OI**.

POSIBLES RESPUESTAS

* Al realizar la supravergencia de OD, el paciente nos refiere ver únicamente una imagen que se desplaza hacia arriba (tras asegurarnos de la no oclusión de ningún ojo): SUPRESIÓN OJO IZQUIERDO.

* Al realizar la infravergencia de OD, el paciente nos refiere ver únicamente una imagen que se desplaza hacia abajo (tras asegurarnos de la no oclusión de ningún ojo): SUPRESIÓN OJO IZQUIERDO.

* Al realizar la supravergencia de OI, el paciente nos refiere ver únicamente una imagen que se desplaza hacia arriba (tras asegurarnos de la no oclusión de ningún ojo): SUPRESIÓN OJO DERECHO.

* Al realizar la infravergencia de OI, el paciente nos refiere ver únicamente una imagen que se desplaza hacia abajo (tras asegurarnos de la no oclusión de ningún ojo): SUPRESIÓN OJO DERECHO.

OBSERVACIONES

* En este examen no se produce borrosidad previa a la diplopía, puesto que las vergencias verticales no están relacionadas ni se ven alteradas por la acomodación.

* Normalmente se espera que la supravergencia de un ojo sea del mismo valor que la infravergencia del otro. Por ejemplo, la infravergencia de OD será igual a la supravergencia de OI. Es por ello que en tales casos suelen determinarse tan solo sobre un ojo.

EXAMEN EN VP

De forma análoga pueden determinarse las vergencias verticales en VP, situando el optotipo a la distancia que se desee realizar el examen (por lo general a 33 o 40 cm).

ANOTACIÓN DE LOS RESULTADOS

Deben anotarse los valores de ruptura y recuperación. En ocasiones la recuperación puede tener un valor negativo (por ejemplo, si al determinar la supravergencia del OD el recobro de la fusión tan solo se consigue tras voltear la barra de prismas, anteponiendo prismas de base superior delante del OD). En tal caso se anota como un resultado negativo: 2/-2.

Ejemplo 1

     Vergencias verticales s/c VL: SUPRA OD: 6/4

                                                        INFRA OD: 2/0

                                                        SUPRA OI: 2/-1

                                                        INFRA OI: 4/3

     Vergencias verticales s/c 40 cm: SUPRA OD: 7/5

                                                        INFRA OD: 3/0

                                                        SUPRA OI: 2/-1

                                                        INFRA OI: 6/3

7.3 Otros exámenes de vergencias

Dentro de este apartado incluiremos el examen del punto próximo de convergencia (PPC) y de la flexibilidad de vergencia.

7.3.1 Examen del punto próximo de convergencia (PPC)

El PPC es el punto de intersección de los ejes visuales cuando el individuo realiza el máximo esfuerzo de convergencia. Suele determinarse como la distancia entre la línea base que une los centros de rotación de ambos globos oculares y dicho punto de máxima convergencia (Fig. 7.7). Se expresa en cm.

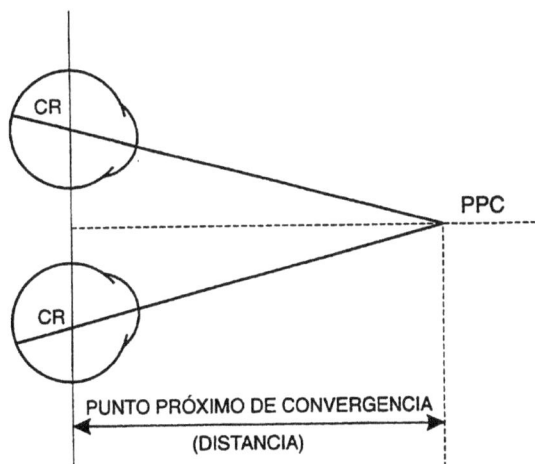

Fig. 7.7 Esquema del punto próximo de convergencia (PPC)

OBJETIVO

Determinar la máxima capacidad de convergencia del paciente, manteniendo la visión simple de un objeto. Determinar el punto de ruptura de la binocularidad y el de su recuperación.

MATERIAL

* Objeto de fijación; por lo general puede utilizarse:
      - Una luz puntual.
      - Una línea de letras o dibujos pequeños.
      - La punta de un lápiz.
      - Una luz puntual y un filtro rojo.

* Regla o cinta métrica.

MÉTODO

* El paciente utiliza su refracción habitual.

* Colocar la regla con el cero en la junta palpebral externa del paciente (zona aproximada del centro de rotación del globo ocular).

* Con buena iluminación, situar en la línea media del paciente, y a unos 40 cm, el objeto de fijación seleccionado. Indicar al paciente que mantenga su atención sobre este objeto que iremos acercando, y que nos refiera su visión doble si existe.

* Lentamente, acercar el objeto hacia la cara del paciente hasta que refiera diplopía. Anotar mentalmente la distancia en que se rompe la fusión.

* Lentamente, alejar el objeto del paciente hasta que refiera la recuperación de la visión simple: punto de recuperación.

* Anotar las distancias en forma de ruptura/recuperación.

NOTA: Puede repetirse varias veces el procedimiento descrito para determinar el efecto de la fatiga.

POSIBLES RESPUESTAS

* Se determina sin problemas, con el método descrito, el punto de ruptura y recuperación. En ocasiones se denomina PPC subjetivo.

* El paciente no refiere diplopía y se observa perfectamente cómo ambos ejes visuales mantienen su alineamiento sobre el objeto de fijación: existe una gran capacidad de convergencia. Anotar el resultado como HLN (hasta la nariz).

* El paciente no refiere diplopía pero se observa como a una determinada distancia un ojo rota hacia afuera, perdiendo la fijación sobre el objeto. En tal caso no existe un PPC subjetivo. Anotar las distancias en que observamos la pérdida del alineamiento y su recuperación. Es el PPC objetivo.

VALORES NORMALES

Consideraremos sospechoso de un problema de vergencias un PPC > 10/15 cm.

ANOTACIÓN DE LOS RESULTADOS

Anotar las medidas realizadas en forma de ruptura y recuperación.

Ejemplo 1:   PPC: 7/10 cm.

Ejemplo 2:   PPC: HLN

Ejemplo 3:   PPC: 12/18 cm (objetivo)

Ejemplo 4:   PPC: 30/35 cm.

7.5.2 Flexibilidad de vergencia

OBJETIVO

El objetivo del examen es determinar la habilidad del sistema visual para realizar, de forma rápida y eficaz, cambios de vergencia, tanto en VL como en VP. El resultado suele expresarse en ciclos por minuto (cpm).

Es un examen cualitativo.

MATERIAL

* Caja de prismas (o en su defecto barra de prismas).

* Cronómetro o similar.

* Línea vertical de letras de AV ligeramente inferior a la visión del paciente (para niños utilizar dibujos pequeños con detalles).

A. Método de examen en VL

* El examen suele realizarse con la refracción habitual del paciente o el valor del examen subjetivo en VL.

* Seleccionar los prismas necesarios para realizar el examen. No existe un acuerdo general sobre este punto (Tabla 7.2). Nosotros explicaremos el procedimiento recomendado por Rosner: 6▼ BN y 12▼ BT.

* Estando el paciente con ambos ojos abiertos, colocar 6▼ BN delante de un ojo del paciente (por ejemplo OD) y esperar que nos refiera la visión simple del optotipo; retirar el prisma y esperar nuevamente la indicación de visión simple. Repetir el procedimiento durante 1 minuto. Anotar el resultado en forma de cpm.

* A continuación repetir el procedimiento del punto anterior con un prisma de 12▼ BN.

NOTA: Se considera un ciclo la visión simple a través del prisma y cuando éste se retira (dos fijaciones equivalen a un ciclo).

OBSERVACIONES

Si el paciente es incapaz de realizar el examen a través de alguna de las potencias prismáticas indicadas, puede ser adecuado reducir dicha potencia prismática. En tal caso debe anotarse tanto el resultado de la prueba como el valor prismático empleado.

VALORES NORMALES

Existen pocos estudios clínicos de flexibilidad de vergencia en VL y los valores esperados varían de unos autores a otros, en función de la potencia prismática utilizada en el examen clínico (Tabla 7.2).

Nosotros consideraremos como sospechoso de un problema de vergencias un resultado < 6 cpm.

ANOTACIÓN DE LOS RESULTADOS

Anotar la potencia prismática empleada en el examen y los cpm.

Ejemplo 1:
      Flexibilidad de vergencia$_{VL}$:   6▼ BN: 8 cpm
                                           12▼ BT:9 cpm

Ejemplo 2:
      Flexibilidad de vergencia$_{VL}$:   6▼ BN: 2 cpm
                                           12▼ BT:16 cpm

Ejemplo 3:
      Flexibilidad de vergencia$_{VL}$:   6▼ BN: 12 cpm
                                           6▼ BT: 4 cpm

Tabla 7.2 Resultados de diversos estudios de flexibilidad de vergencia.

	POTENCIA PRISMÁTICA	CICLOS POR MINUTO	OBSERVACIONES
PIERCE (VP)	8▼ BN/ 8▼ BT	7,5 cpm	Alternando BN y BT
GRIFFIN (VP)	5▼ BN/15▼ BT	20 cpm	Alternando BN y BT
BUZZELLI (VP)	4▼ BN/16▼ BT	5 cpm	Alternando BN y BT De 5 a 14 años
ROSNER (VL)	6▼ BN 12▼ BT	6 cpm 6 cpm	Alternando BN y plano Alternando BT y plano
ROSNER (VP)	12▼ BN 14▼ BT	6 cpm 6 cpm	Alternando BN y plano Alternando BT y plano
JACOBSEN (VP)	5▼ BN/15▼ BT	8,6 cpm	Alternando BN y BT Jovenes adultos

B. Método de examen en VP

* El examen suele realizarse con la refracción habitual del paciente o el valor del examen subjetivo en VL.

* Seleccionar los prismas necesarios para realizar el examen. No existe un acuerdo general sobre este punto (Tabla 7.2). Nosotros explicaremos el procedimiento recomendado por Rosner: 12▼ BN y 14▼ BT.

* Optotipo de cerca con suficiente iluminación.

* Estando el paciente con ambos ojos abiertos, colocar 12▼ BN delante de un ojo del paciente (por ejemplo OD) y esperar que nos refiera la visión simple del optotipo; retirar el prisma y esperar nuevamente la indicación de visión simple. Repetir el procedimiento durante 1 minuto. Anotar el resultado en forma de cpm.

* A continuación repetir el procedimiento del punto anterior con un prisma de 14▼ BN.

NOTA: Se considera un ciclo la visión simple a través del prisma y cuando éste se retira (dos fijaciones equivalen a un ciclo).

OBSERVACIONES

Si el paciente es incapaz de realizar el examen a través de alguna de las potencias prismáticas indicadas, puede ser adecuado reducir dicha potencia prismática. En tal caso debe anotarse tanto el resultado de la prueba como el valor prismático empleado.

VALORES NORMALES

Los valores esperados varían de unos autores a otros, en función de la potencia prismática utilizada en el examen clínico (Tabla 7.2).

Nosotros consideraremos como sospechoso de un problema de vergencias un resultado < 6 cpm.

ANOTACIÓN DE LOS RESULTADOS

Anotar la potencia prismática empleada en el examen y los cpm.

Ejemplo 1:
        Flexibilidad de vergencia$_{VP}$:   12▼ BN: 7 cpm
                                               14▼ BT: 9 cpm

Ejemplo 2:
        Flexibilidad de vergencia$_{VP}$:   12▼ BN: 12 cpm
                                             14▼ BT: 6 cpm
Ejemplo 3:
        Flexibilidad de vergencia$_{VP}$:   6▼ BN: 4 cpm
                                             14▼ BT: 14 cpm

Bibliografía

1. Amos J.F. y otros autores. *Diagnosis and Management in Vision Care*, Cap. 16. Ed. Butterworths (1987).

2. Borish IM *Clinical Refraction* Vol 1; Cap. 18 y 20. Ed. Professional Press Books, 3ª Ed. 1975.

3. Daum KM, Rutstein RP, Houston G, Clore KA, Corliss DA. *Evaluation of a new Criterion of Binocularity* Optometry and Vision Science 1989;66:218-28.

4. Duke Elder y David Abra *System of Ophtalmology; Vol 5:Ophtalmic optics and refraction*. Ed. St Louis: The CV Mosby Company 1970

5. Eskridge JB, Amos JF, Bartlett JD. *Clinical procedures in Optometry* Ed. Lippincott Company, 1991.

6. Griffin J.R. *Binocular Anomalies. Procedures for vision Therapy* Cap. 15. Ed. Professional Press, 2ª edición. 1988

7. Scheiman M, Wick B. *Clinical management of binocular anomalies*. Ed. JB Lippincott Company, 1994.

8. Schor CM, Ciuffreda KJ. *Vergence eye movements: basic & clinical aspects*. Ed. Butterworths, 1983.

Capítulo 8 Disparidad de fijación

Comencemos con las siguientes definiciones:

A. Disparidad de fijación

Es una condición que puede tener lugar durante la fijación binocular de un objeto, de forma que las imágenes no se forman exactamente en puntos retinianos correspondientes, pero todavía se encuentran dentro de las áreas fusionales de Panum correspondientes. Es decir, la disparidad de fijación es una condición compatible con la existencia de visión binocular simple.

Si los ejes visuales se interceptan por detrás del objeto de fijación, existe una ENDODISPARIDAD DE FIJACIÓN (Fig. 8.1).

Si los ejes visuales se interceptan por detras del objeto de fijación, existe una EXODISPARIDAD DE FIJACIÓN (Fig. 8.2).

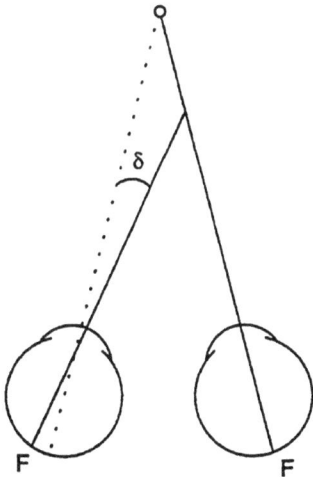

Fig. 8.1 Endodisparidad de fijación   *Fig. 8.2 Exodisparidad de fijación*

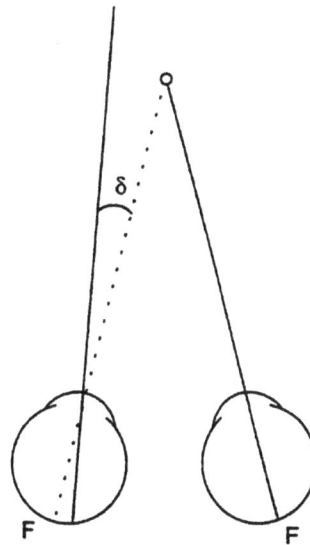

El valor de esta tolerancia en las vergencias viene limitado por la extensión de las áreas de Panum, de tal forma que en la zona foveal representa una amplitud máxima de 25' de arco (aproximadamente 0,75▼).

B. Foria asociada

Es la cantidad de prisma requerido para reducir la disparidad de fijación a cero. A diferencia de la foria disociada (ver cap. 6), la foria asociada existe cuando la visión binocular simple está presente. Para su determinación nunca debe disociarse la visión binocular.

C. Curva de la disparidad de fijación

Es la representación en un gráfico x,y del valor angular de la disparidad de fijación, como una función de la cuantía prismática que se antepone al paciente. La disparidad de fijación se representa en el eje de ordenadas: valores de endodisparidad de fijación por encima del cero y valores de exodisparidad de fijación por debajo. La potencia de las dioptrías prismáticas que se anteponen al paciente se representa en el eje de abscisas, base nasal hacia la izquierda del cero y base te mporal hacia la derecha (Fig. 8.3).

Los parámetros que deben valorarse en una curva de disparidad de fijación son:

- Tipo de curva (I, II, III, IV)

- Pendiente

- Intercepción con el eje y (valor angular de la disparidad de fijación)

- Intercepción con el eje x (valor de la foria asociada)

- Centro de simetría

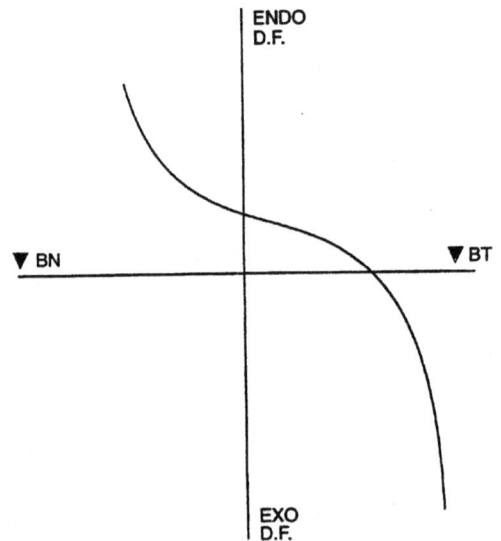

Fig. 8.3 Curva de disparidad de fijación correspondiente a un paciente con endodisparidad y curva tipo I

TÉCNICAS DE EXAMEN

Los tests utilizados para determinar la disparidad de fijación, o la foria asociada, contienen áreas centrales de fijación binocular y unas marcas, cuya alineación debe ser valorada por el paciente, que son vistas monocularmente.

Siempre que el paciente perciba un desalineamiento de las marcas, que físicamente están alineadas, indicará la existencia de disparidad de fijación. La técnica de examen que utilicemos dependerá de si pretendemos valorar la foria asociada o determinar la curva de disparidad de fijación. Así:

- Si se anteponen, en uno o en ambos ojos, prismas de base adecuada (BN si existe una exodisparidad de fijación o BT si existe una endodisparidad de fijación) hasta que el paciente perciba alineadas las dos marcas, tal y como lo están en realidad, se determina el valor de la FORIA ASOCIADA.

- Si se anteponen prismas de potencia variable, en uno o en ambos ojos, alternando su base (BN y BT) y se cuantifica la variación en el valor de disparidad de fijación que se produce, se determina la CURVA DE DISPARIDAD DE FIJACIÓN.

Destacamos los siguientes instrumentos, entre otros, para medir la foria asociada:

En visión lejana

- Tarjetas vectográficas de American Optical

- Linterna de Bernell para VL

- Unidad de Mallet para VL

En visión próxima

- Optotipo de Borish

- Linterna de Bernell para VP

- Unidad de Mallet para VP

Destacamos los siguientes instrumentos, entre otros, para determinar la curva de disparidad de fijación en VP:

- Disparómetro de Sheedy

- Targeta de disparidad de fijación de Wesson

ANOTACIÓN DE LOS RESULTADOS

- Anotar la existencia y la dirección de la disparidad de fijación.

- Anotar la cuantía de la foria asociada y el método utilizado.

- Si se determina la curva de disparidad de fijación, anotar los resultados de forma gráfica.

8.1 Medida de la foria asociada

8.1.1 Linterna de Bernell

OBJETIVO

Determinar la existencia de disparidad de fijación y medir la foria asociada en VL y/o VP.

MATERIAL

* Linterna de Bernell: tarjeta específica (fig. 8.4) transiluminada por una bombilla incandescente. Posse una tarjeta diseñada para VL y otra más pequeña para VP. La línea superior es vista por el ojo derecho, la inferior por el ojo izquierdo y los símbolos centrales por ambos ojos. La tarjeta puede rotarse 90° con objeto de determinar la foria asociada vertical.

* Gafas polarizadas

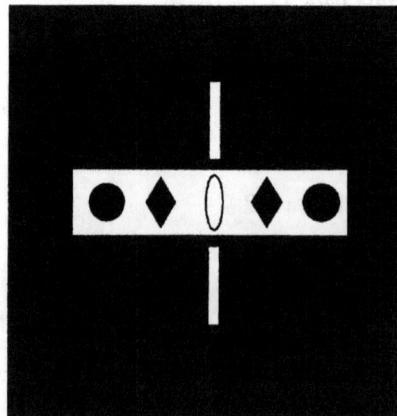

Fig. 8.4 Esquema de la linterna de Bernell

MÉTODO

* Situar la linterna y la tarjeta adecuada a la distancia de fijación que desea examinarse.

* El examen suele realizarse con la corrección habitual del individuo o a través del resultado del examen subjetivo realizado.

* El paciente debe utilizar las gafas polarizadas, de forma que la línea superior sea vista únicamente por el OD y la línea inferior por el ojo izquierdo.

* Para la **medida de la foria asociada horizontal**: preguntar al paciente si la línea de arriba está perfectamente alineada con la línea inferior. Posibles respuestas:

> - Ambas líneas verticales perfectamente alineadas: No existe disparidad de fijación y la FORIA ASOCIADA = 0 (ocasionalmente se indica como ortodisparidad de fijación horizontal).

> - Si la línea de arriba se encuentra desplazada hacia la derecha: existe una ENDODISPARI-DAD DE FIJACIÓN. Adicionar prismas de BT, en pasos de 1▾, hasta conseguir la alineación subjetiva de las miras. El mínimo valor prismático que permite dicha alineación por parte del paciente es el valor de la foria asociada.
> - Si la línea de arriba se encuentra desplazada hacia la izquierda: existe una EXODISPARI-DAD DE FIJACIÓN. Adicionar prismas de BN, en pasos de 1▾, hasta conseguir la alineación de las miras. El mínimo valor prismático que permite la alineación subjetiva por parte del paciente es el valor de la foria asociada.

* Para la **medida de la foria asociada vertical**: rotar 90° el montaje anterior y preguntar al paciente si las miras de la derecha y de la izquierda están perfectamente alineadas. Posibles respuestas:

> - Ambas miras horizontales perfectamente alineadas: No existe disparidad de fijación vertical y la FORIA ASOCIADA = 0 (ocasionalmente también puede indicarse como ortodisparidad de fijación vertical).

> - Si la línea de la derecha se encuentra desplazada hacia la arriba: existe una HIPERDISPA-RIDAD DE FIJACIÓN DEL OI, o hipodisparidad de fijación del OD. Adicionar prismas de BS en OD o BI en OI, en pasos de 1▾, hasta conseguir la alineación de las miras. El mínimo valor prismático que permite la alineación horizontal subjetiva por parte del paciente es el valor de la foria vertical asociada.

> - Si la línea de la derecha se encuentra desplazada hacia abajo: existe una HIPERDISPARI-DAD DE FIJACIÓN DEL OD, o hipodisparidad de fijación del OI. Adicionar prismas de BI en OD o BS en OI, en pasos de 1▾, hasta conseguir la alineación de las miras. El mínimo valor prismático que permite la alineación horizontal subjetiva por parte del paciente es el valor de la foria vertical asociada.

INTERPRETACIÓN DE LOS RESULTADOS

Se expone la interpretación de los resultados en las figuras 8.5 y 8.6.

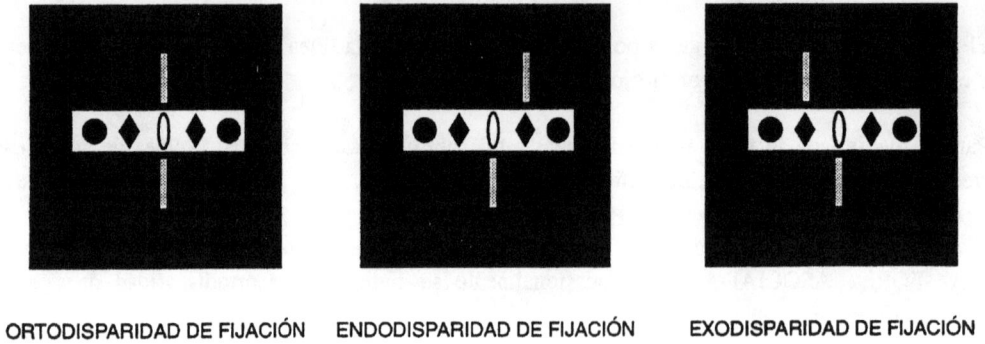

ORTODISPARIDAD DE FIJACIÓN   ENDODISPARIDAD DE FIJACIÓN   EXODISPARIDAD DE FIJACIÓN

Fig. 8.5 Interpretación de los resultados del examen de disparidad de fijación horizontal con la linterna de Bernell

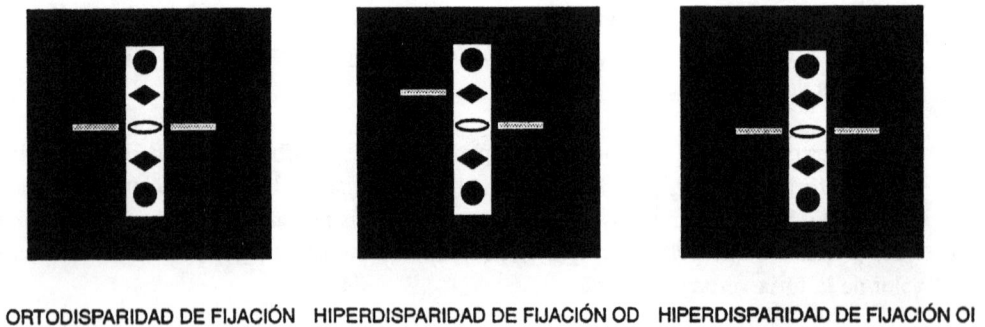

ORTODISPARIDAD DE FIJACIÓN   HIPERDISPARIDAD DE FIJACIÓN OD   HIPERDISPARIDAD DE FIJACIÓN OI

Fig. 8.6 Interpretación de los resultados del examen de disparidad de fijación vertical con la linterna de Bernell

ANOTACIÓN DE LOS RESULTADOS

Ejemplo 1:

VL_{cc}: Endodisparidad de fijación; 2▾ BT

VP_{cc}: No existe disparidad de fijación vertical ni horizontal.

Ejemplo 2:

VL_{cc}: Exodisparidad de fijación; 2▾ BN

VP_{cc}: Exodisparidad de fijación; 6▾ BN

Ejemplo 3:

VL_{cc}: no existe disparidad de fijación vertical ni horizontal.

VP_{cc}: Exodisparidad de fijación; 2▾ BN

8.1.2 Unidad de Mallet

OBJETIVO

Determinar la existencia de disparidad de fijación y medir la foria asociada en VL y/o VP.

MATERIAL

* Unidad de Mallet: tarjeta específica (fig. 8.5) transiluminada por una bombilla incandescente. Existe un montaje para VL y otro para VP. Con el uso de gafas polarizadas, la línea superior es vista tan solo por el OD, la línea inferior por el ojo izquierdo y las letras centrales por ambos ojos. La tarjeta de VL puede rotarse 90° con objeto de determinar la foria asociada vertical. En el dispositivo para VP también existe un diseño para determinar la foria sociada vertical.

* Gafas polarizadas

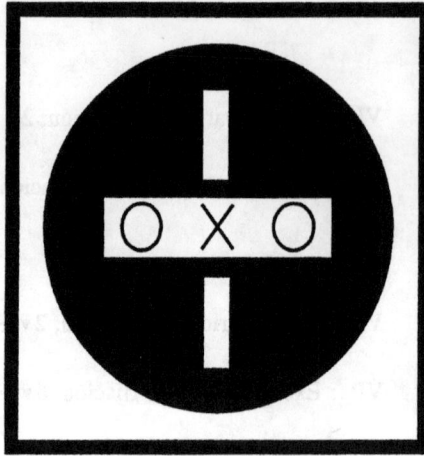

Fig. 8.7 Esquema de la unidad de Mallet

MÉTODO

* Situar la unidad de Mallet adecuadamente a la distancia de fijación que desea examinarse.

* El examen suele realizarse con la corrección habitual del individuo o a través del resultado del examen subjetivo realizado.

* El paciente debe utilizar las gafas polarizadas, de forma que la línea superior sea vista únicamente por el OD y la línea inferior por el ojo izquierdo.

* Para la **medida de la foria asociada horizontal**: preguntar al paciente si la línea de arriba está perfectamente alineada con la línea inferior. Posibles respuestas:

- Ambas líneas verticales perfectamente alineadas: No existe disparidad de fijación y la FORIA ASOCIADA = 0 (también denominada ortodisparidad de fijación horizontal).

- Si la línea de arriba se encuentra desplazada hacia la derecha: existe una ENDODISPARI-DAD DE FIJACIÓN. Adicionar prismas de BT, en pasos de 1▼, hasta conseguir la alineación de las miras. El mínimo valor prismático que permite la alineación subjetiva por parte del paciente es el valor de la foria asociada.

- Si la línea de arriba se encuentra desplazada hacia la izquierda: existe una EXODISPARI-DAD DE FIJACIÓN. Adicionar prismas de BN, en pasos de 1▼, hasta conseguir la alineación de las miras. El mínimo valor prismático que permite la alineación subjetiva por parte del paciente es el valor de la foria asociada.

* Para la **medida de la foria asociada vertical**: rotar 90° el montaje anterior, si se desea valorar en VL, o que el paciente fije su atención en la tarjeta específica que existe para VP y preguntar al paciente si las miras de la derecha y de la izquierda están perfectamente alineadas. Posibles respuestas:

- Ambas miras horizontales perfectamente alineadas: No existe disparidad de fijación vertical y la FORIA ASOCIADA = 0 (también denominada ortodisparidad de fijación vertical).

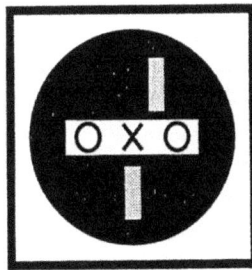

- Si la línea de la derecha se encuentra desplazada hacia la arriba: existe una HIPERDISPA-RIDAD DE FIJACIÓN DEL OI, o hipodisparidad de fijación del OD. Adicionar prismas de BS en OD o BI en OI, en pasos de 1▼, hasta conseguir la alineación de las miras. El mínimo valor prismático que permite la alineación horizontal subjetiva por parte del paciente es el valor de la foria vertical asociada.

- Si la línea de la derecha se encuentra desplazada hacia abajo: existe una HIPERDISPARI-DAD DE FIJACIÓN DEL OD, o hipodisparidad de fijación del OI. Adicionar prismas de BI en OD o BS en OI, en pasos de 1▼, hasta conseguir la alineación de las miras. El mínimo valor prismático que permite la alineación horizontal subjetiva por parte del paciente es el valor de la foria vertical asociada.

INTERPRETACIÓN DE LOS RESULTADOS

Se expone la interpretación de los resultados en las figuras 8.8 y 8.9.

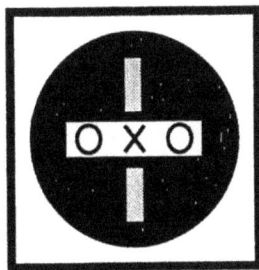

ORTODISPARIDAD DE FIJACIÓN   ENDODISPARIDAD DE FIJACIÓN   EXODISPARIDAD DE FIJACIÓN

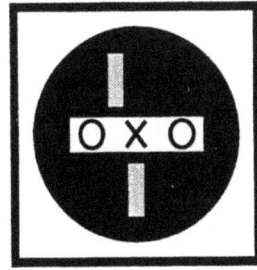

Fig. 8.8 Interpretación de los resultados del examen de disparidad de fijación horizontal con la unidad de Mallet

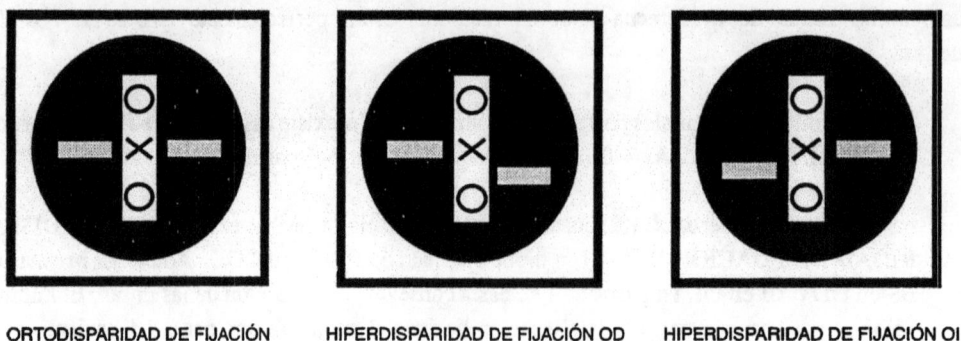

ORTODISPARIDAD DE FIJACIÓN   HIPERDISPARIDAD DE FIJACIÓN OD   HIPERDISPARIDAD DE FIJACIÓN OI

*Fig. 8.9 Interpretación de los resultados del examen de disparidad de fijación
vertical con la unidad de Mallet*

ANOTACIÓN DE LOS RESULTADOS

Ejemplo 1

VL$_{cc}$: Endodisparidad de fijación; 2▾ BT

VP$_{cc}$: No existe disparidad de fijación vertical ni horizontal.

Ejemplo 2

VL$_{cc}$: Hiperdisparidad de fijación OD; 2▾ BI en OD

VP$_{cc}$: Exodisparidad de fijación e hiperdisparidad de fijación OI;
6▾ BN y 2▾ BS en OD

8.2 Determinación de la curva de disparidad de fijación

8.2.1 Disparómetro de Sheedy

OBJETIVO

Determinar la curva de disparidad de fijación en VP.

MATERIAL

* Disparómetro de Sheedy: tarjeta para VP que por lo general suele utilizarse en la barra del foróptero. El paciente observa el test que contiene un par de líneas polarizadas de separación angular variable en un contexto de letras que son vistas binocularmente (ver esquema de la fig. 8.6). A través de una pequeña ventana se pueden mostrar líneas polarizadas de distinta separación angular. El dispositivo está calibrado para 40 cm.

* Gafas polarizadas.

* Suficiente iluminación sobre el optotipo.

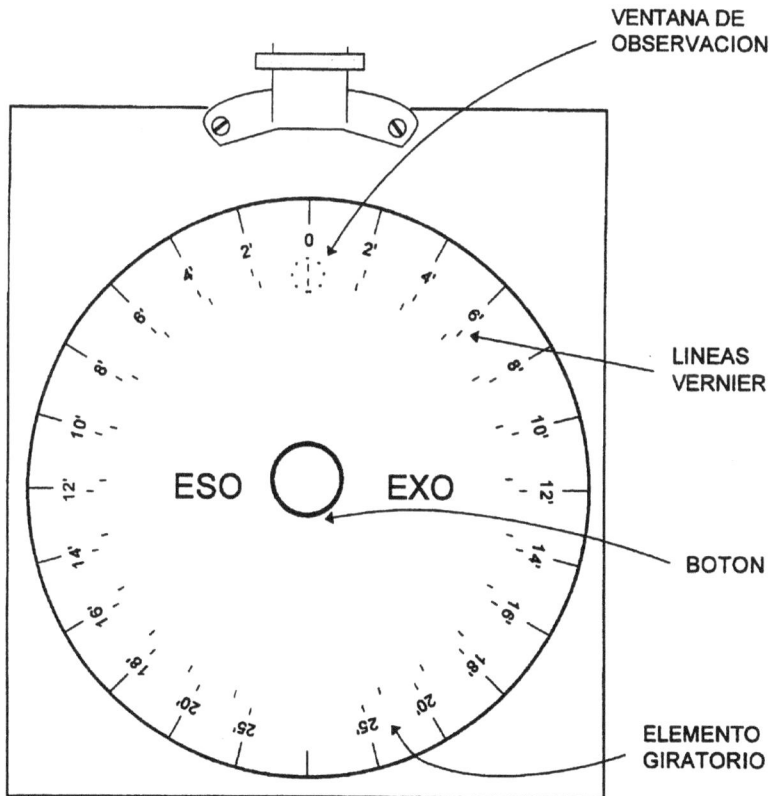

Fig. 8.10 Esquema del disparómetro de Sheedy

MÉTODO

* El examen suele realizarse con la corrección habitual del individuo o a través del resultado del examen subjetivo realizado.

* Ajustar la distancia interpupilar para VP. El paciente debe utilizar filtros polarizados.

* El paciente debe centrar su atención en las letras que se ven de forma binocular.

* Buscar la posición de las líneas que permita al paciente verlas alineadas y anotar la separación angular real de las miras (disparidad de fijación).

* Anteponer 3▾ BN y volver a determinar la posición en la que el paciente percibe las líneas perfectamente alineadas; anotar el valor de la disparidad de fijación en estas condiciones.

* Repetir el paso anterior con 3▾ BT.

* Continuar el examen alternando potencias prismáticas en paso de 3▾ (3▾ BN, 3▾ BT, 6▾ BN, 6▾ BT, 9▾ BN, 9▾ BT, ...), hasta que se produzca la diplopía del optotipo.

* Graficar la curva de la disparidad de fijación (Fig. 8.7).

INTERPRETACIÓN DE LOS RESULTADOS

Recordemos que la información que se obtiene de este examen requiere la interpretación de la gráfica en los siguientes puntos: tipo de curva, pendiente, intersección con el eje x, intersección con el ej y, y centro de simetría.

ANOTACIÓN DE LOS RESULTADOS

Ejemplo 1:

    0▾:   6' endodisparidad de fijación
    3▾ BN: 8' endodisparidad de fijación
    3▾ BT: 4' endodisparidad de fijación
    6▾ BN: 12' endodisparidad de fijación
    6▾ BT: 4' endodisparidad de fijación
    9▾ BN: Diplopía
    9▾ BT: Ortodisparidad de fijación
    12▾ BT:2' exodisparidad de fijación
    15▾ BT:6' exodisparidad de fijación
    18▾ BT:10' exodisparidad de fijación
    21▾ BT:Diplopía

Los resultados del ejemplo corresponden a la fig. 8.11.

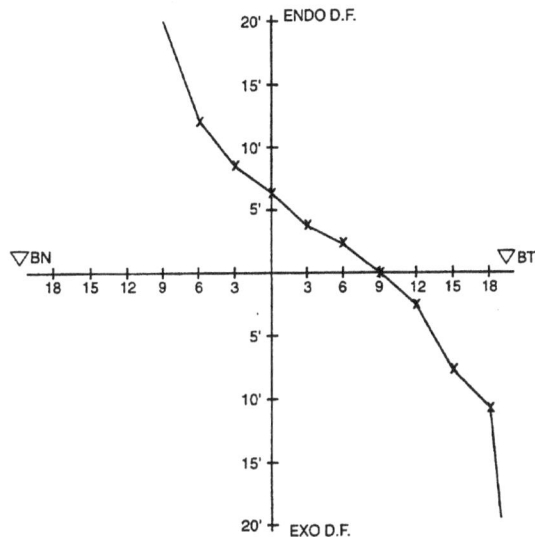

Fig. 8.11   Representación gráfica de la curva de disparidad
de fijación del ejemplo 1

Bibliografía

1. Eskridge JB, Amos JF, Bartlett JD. *Clinical procedures in Optometry*. Ed. JB Lippincott Company, Cap. 75, 1991.

2. Goss DA. *Ocular accommodation, convergence, and fixation disparity: a manual of clinical analysis*. Ed. Professional Press, 1986.

3. Griffin JR. *Binocular anomalies*. Procedures for Vision Therapy. Cap. 13. Ed. Professional Press, 2ª edición, 1988.

4. Sánchez E, Ondategui JC, Borrás, R. *Disfunciones de la visión binocular*. Servicios de reprografía de la EUOOT, 1994.

5. Wick BC. *Horizontal deviations*. En: Amos JF, ed. Diagnosis and Management in Vision Care Ed. Butterworths, 1987; 461-510.

Capítulo 9 Acomodación

La acomodación es la capacidad del cristalino para realizar cambios dióptricos con la finalidad de obtener la visión nítida de objetos próximos. Todos sabemos que esta capacidad del cristalino para acomodar va disminuyendo con el paso de los años, siendo una condición manifiesta y que requiere de intervención optométrica cuando los pacientes se acercan a la edad de 45 años.

No obstante la función acomodativa, en su globalidad, abarca una serie de habilidades (flexibilidad, amplitud, etc.) que deben mantener unos niveles óptimos de funcionalidad. En ocasiones, en adolescentes o jóvenes adultos, las habilidades acomodativas se encuentran disminuidas y los pacientes refieren síntomas de disconfort visual.

Dentro de este capítulo incluiremos los siguientes exámenes:

1.   Amplitud de acomodación

    - Método de Donders.
    - Método de Sheard.
    - Método objetivo.

2.   Flexibilidad de acomodación

    - Visión lejana.
    - Visión próxima.

3.   Determinación del retardo de acomodación, o respuesta acomodativa en VP

    - Métodos objetivos

        - Retinoscopia de Nott.
        - Retinoscopia MEM.
        - Retinoscopia de Cross.

    - Métodos subjetivos

        - Examen de los cilindros cruzados de cerca.

4.   Acomodación relativa

    - Acomodación relativa negativa (ARN).
    - Acomodación relativa positiva (ARP).

5.   Relación AC/A

    - Método de cálculo.
    - Método de gradiente.

9.1 Amplitud de acomodación

La amplitud de acomodación es la máxima cantidad de acomodación que el sistema ocular y visual puede realizar.

Es un examen cuantitativo de acomodación y, como tal, debe realizarse de forma monocular para evitar el efecto de la convergencia. No obstante, también puede realizarse de forma binocular.

9.1.1 Método de Donders (por acercamiento)

OBJETIVO

Determinar la máxima capacidad acomodativa del ojo, mediante el acercamiento de un test.

MATERIAL

* Oclusor.

* Optotipo de máxima AV en VP.

* Regla o cinta métrica.

MÉTODO

* El paciente debería estar utilizando el valor del examen subjetivo. Si el examen se realiza a través de cualquier otra potencia dióptrica, el resultado del examen puede verse alterado.

* El optotipo de cerca debe estar bien iluminado.

* Ocluir OI.

* Indicar al paciente que fije su atención en las letras de máxima AV de cerca del OD (en niños utilizar un pequeño dibujo con detalles).

* Lentamente, partiendo de una distancia de 50 cm aproximadamente, acercar la tarjeta hacia el paciente hasta que indique que las letras se ven borrosas de forma constante.

* Medir la distancia, en cm, desde la tarjeta al plano de la córnea y convertirla a dioptrías. Este será el valor de la amplitud de acomodación de OD (Amp. Aco. = 100/dcm).
En caso de que el paciente lleve gafas mediremos desde el test hasta el plano de las lentes.

* Este procedimiento puede repetirse varias veces para determinar la calidad de la acomodación.

* Repetir el examen con OD ocluido para determinar la amplitud de acomodación del OI.

* Repetir el examen con ambos ojos abiertos, si se desea determinar la amplitud de acomodación binocular.

VALORES NORMALES

1. Una vez determinada la amplitud de acomodación del paciente por el método de Donders, debe compararse su valor con el de la tabla 9.1:

Tabla 9.1 Amplitud de acomodación según la edad (Tabla de Donders)

EDAD	AMPLITUD	EDAD	AMPLITUD
10 a.	14 D.	45 a.	3,5 D.
15 a.	12 D.	50 a.	2,5 D.
20 a.	10 D.	55 a.	1,75 D.
25 a.	8,5 D.	60 a.	1 D.
30 a.	7 D.	65 a.	0,5 D.
35 a.	5,5 D.	70 a.	0,25 D.
40 a.	4,5 D.	75 a.	0 D.

Se sospecha una deficiencia acomodativa si encontramos una amplitud de acomodación inferior en 2D o más del valor esperado por la tabla de Donders.

2. También puede compararse el valor de amplitud de acomodación del paciente con el determinado con las fórmulas de Hofstetter (tabla 9.2).

Tabla 9.2 Fórmulas de Hofstetter de amplitud de acomodación

Amplitud máxima	25 - 0,4 x edad
Amplitud media	18,3 - 0,3 x edad
Amplitud mínima	15 - 0,25 x edad

Se sospecha una deficiencia acomodativa si la amplitud de acomodación del paciente es inferior al valor mínimo de amplitud que le corresponde según las fórmulas de Hofstetter.

OBSERVACIONES

* La amplitud de acomodación de ambos ojos debe ser similar y, en todo caso, no diferenciarse en más de 1 dioptría.

* En ausencia de anomalías de convergencia, la amplitud de acomodación binocular suele ser 0,50 D. superior que la monocular.

ANOTACIÓN DE LOS RESULTADOS

Anotar la amplitud de acomodación de OD, OI y AO

Ejemplo 1

Am. Ac. (Donders)	OD: 8D
	OI: 8D
	AO: 8,5D

Ejemplo 2

Am. Ac. (Donders)	OD: 6D
	OI: 6D
	AO: 4,5D

9.1.2 Método de Sheard (Lentes negativas)

OBJETIVO

Determinar la máxima capacidad acomodativa del sistema visual mediante la adición de lentes negativas.

MATERIAL

* El examen suele realizarse con foróptero.

* Barra y optotipo para VP.

MÉTODO

* El paciente utiliza el valor del examen subjetivo de VL (o la refracción habitual si es similar).

* Situar el test a 40 cm con buena iluminación sobre él.

* Ocluir OI.

* Pedir al paciente que fije su atención en unas letras de AV ligeramente inferior a su máxima visión.

* Añadir lentes negativas en pasos de 0,25 D sobre OD, dando tiempo al paciente para enfocar. Indicar que avise cuando las letras no se vean nítidas y no puedan enfocarse.

* La amplitud de acomodación es la suma del valor de las lentes negativas adicionadas más 2,50 D (que es la demanda de acomodación que se crea al situar un optotipo a 40 cm).

* Repetir el examen con OD ocluido para determinar la amplitud de acomodación de OI.

* También puede realizarse el examen de forma binocular, teniendo presente que su valor vendrá condicionado por la convergencia fusional negativa. El examen binocular no es un verdadero examen de acomodación.

VALORES NORMALES

1. Una vez determinada la amplitud de acomodación del paciente por el método de Sheard, debe compararse su valor con la tabla 9.3:

Tabla 9.3 Amplitud de acomodación mediante lentes negativas (Tabla de Sheard)

EDAD	AMPLITUD
15 a.	11 D.
20 a.	9 D.
25 a.	7,5 D.
30 a.	6,5 D.
35 a.	5 D.
40 a.	3,75 D.

Sospechar una disfunción acomodativa si la amplitud de acomodación del paciente es 2D inferior al valor esperado por la tabla de edades.

OBSERVACIONES

* La amplitud de acomodación de ambos ojos debe ser similar y, en todo caso, no diferenciarse en más de 1 dioptría.

* La amplitud de acomodación binocular determinada por este método suele ser inferior a la monocular.

ANOTACIÓN DE LOS RESULTADOS

Anotar amplitud de acomodación de OD y OI (AO si también se ha realizado el examen).

Ejemplo 1

Am. Ac. (Sheard):	OD: 6D
	OI: 6,25D

Ejemplo 2

Am. Ac. (Sheard):	OD: 4D
	OI: 6,75D
	AO: 3,75D

9.1.3 Método objetivo

OBJETIVO

Determinar la máxima capacidad acomodativa del sistema visual de forma objetiva.

MATERIAL

* Retinoscopio.

* Optotipo de AV 20/30 o similar (utilizar dibujos pequeños con detalles si se trata de niños) ubicado en el cabezal del retinoscopio.

* Regla o cinta métrica.

MÉTODO

* El paciente debe llevar el valor del examen subjetivo realizado en VL o su corrección habitual si es similar.

* Situar el retinoscopio y el optotipo a 40 cm del paciente con buena iluminación.

* Ocluir OI.

* Dar instrucciones al paciente para que lea las letras y las mantenga nítidas.

* Situar la franja vertical, con espejo plano, y observar el reflejo retinoscópico (por lo general se observa un poco de movimiento directo o retraso acomodativo).

* Acercar el retinoscopio al paciente hasta que observemos un evidente y persistente cambio en el reflejo retinoscópico. En este punto el reflejo se estrecha, palidece de color y su movimiento es más lento (Fig. 9.1).

* La distancia desde el plano corneal o plano de las gafas hasta el retinoscopio, donde se observan las variaciones en el reflejo retinoscópico, convertida en dioptrías, es el valor de la amplitud de acomodación.

* Repetir el examen sobre OI con OD ocluido.

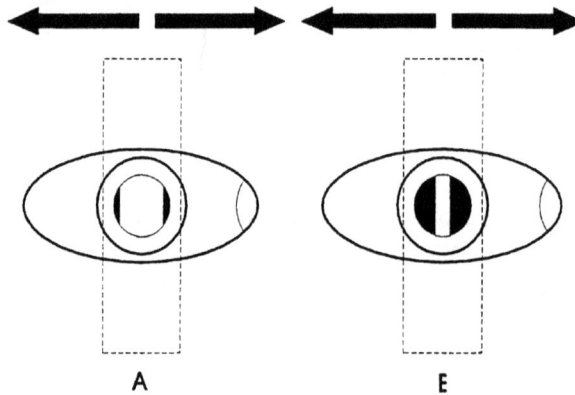

Fig. 9.1 Variación del reflejo retinoscópico. A: reflejo retinoscópico al iniciar el examen; B: al llegar al límite de la amplitud de acomodación, el reflejo se estrecha, palidece y es mas lento.

OBSERVACIONES

* Esta técnica puede dar resultados de amplitud de acomodación ligeramente superiores al método subjetivo de Donders.

* Los resultados pueden verse alterados por la tendencia del examinador a hiper o hipo valorar el punto de cambio del reflejo.

* Requiere una cierta práctica previa.

* Es un método muy útil en caso de pacientes poco colaboradores o de respuestas subjetivas poco fiables.

ANOTACIÓN DE LOS RESULTADOS

Anotar amplitud de acomodación de OD y OI.

Ejemplo 1

           Am. Ac. (Objetiva):   OD: 10,25D

                                          OI: 9,75D

Ejemplo 2

           Am. Ac. (Objetiva):   OD: 4,50D

                                          OI: 6,25D

9.2 Flexibilidad de acomodación

OBJETIVO

Valorar la habilidad del sistema visual para realizar cambios acomodativos de forma rápida y eficaz. Es un examen cualitativo, que se realiza en VL y VP.

MATERIAL

* Lentes sueltas de la caja de prueba de ± 2.00 D o flippers esféricos de la misma potencia.

* Optotipo de letras de AV ligeramente inferior a la visión del ojo con peor agudeza.

* El paciente puede estar utilizando o no su refracción habitual o bien el valor del examen subjetivo previamente efectuado (en función de las condiciones en las que queramos realizar la evaluación).

* Oclusor.

A. Método de examen en VL

* Este examen debe efectuarse en condiciones mono y binoculares.

* Ocluir OI. Pedir al paciente que mantenga su atención en el optotipo situado a 5 m.

* Anteponer una lente de -2.00 D e indicar al paciente que nos avise en el momento en que recupere la nitidez de la imagen. Cuando ésta se produzca, retirar la lente y esperar nuevamente a que recupere la nitidez.

* Continuar el examen durante 1 minuto y anotar los ciclos que puede realizar en este tiempo, con OD.

* Repetir el examen de forma idéntica sobre OI (OD ocluido). Anotar el resultado en cpm.

* Repetir nuevamente el examen en condiciones binoculares (ambos ojos abiertos), realizando cambios de -2.00 D/Neutro. Es importante recalcar la necesidad de que las letras sean vistas de forma nítida y simple. Anotar el resultado binocular, en cpm.

NOTA: Se considera un ciclo la visión simple y nítida a través de la lente de -2.00 D y cuando ésta se retira (dos fijaciones equivalen a un ciclo).

POSIBLES RESPUESTAS

* Al realizar el examen binocular el paciente nos refiere visión simple pero borrosa: no retirar las lentes, sino esperar el tiempo necesario para que se aclaren las letras (máximo 1 minuto).

* Al realizar el examen binocular el paciente nos refiere diplopía: problema de reservas fusionales insuficientes. Esperar un tiempo prudencial para ver si se consigue la visión nítida y simple (máximo 1 minuto).

VALORES NORMALES

Existen muy pocos estudios clínicos sobre valores de flexibilidad de acomodación en VL. Podemos considerar como resultados normales la realización de 12 ciclos por minuto (cpm) de forma monocular y 9 cpm de forma binocular.

OBSERVACIONES

* El examen monocular es un verdadero examen de flexibilidad de acomodación. El examen binocular no tan solo es un examen acomodativo sino de convergencia. Así problemas en la vergencia fusional negativa en VL pueden ser la causa de bajos valores en la realización de este examen binocular.

* Si una persona tiene dificultad en realizar el examen mono o binocularmente, puede ser adecuado reducir la potencia de dichas lentes. Anotar tanto el resultado de la prueba como el valor de las lentes empleadas.

B. Método de examen en VP

De forma similar, pero no igual, puede determinarse la flexibilidad de acomodación en VP.

* Para ello se sitúa un optotipo de letras de AV $\approx$ 20/30, a la distancia a la que se desee realizar el examen (por lo general a 40 cm).

* Se ocluye OI y se antepone una lente de +2.00 D delante del OD. Esperar que el paciente refiera visión nítida y cambiar la lente por un -2.00 D. Repetir el proceso durante 1 minuto y anotar el resultado en ciclos por minuto.

* Repetir el examen en OI. Anotar el resultado.

* Repetir el examen en forma binocular. Anotar el resultado.

POSIBLES RESPUESTAS

* Al realizar el examen binocular el paciente nos refiere visión simple pero borrosa: no retirar las lentes, sino esperar el tiempo necesario para que se aclaren las letras (máximo 1 minuto).

* Al realizar el examen binocular el paciente nos refiere diplopía: problema de reservas fusionales insuficientes. Esperar un tiempo prudencial a ver si se consigue la visión nítida y simple (máximo 1 minuto).

VALORES NORMALES

Se han realizado un gran número de estudios clínicos para determinar los valores estadísticamente normales de flexibilidad de acomodación en VP. Veamos algunos resultados:

Tabla 9.4 Valores esperados de flexibilidad de acomodación monocular y binocular al realizar el examen con lentes de +/-2.00D.

	MONOCULAR	BINOCULAR
NIÑOS - 6 años	5,5 cpm ($\pm$2,5)	3 cpm ($\pm$2,5)
- 7 años	6,5 cpm ($\pm$2,0)	3,5 cpm ($\pm$2,5)
- 8 a 12 años	7 cpm ($\pm$2,5)	5 cpm ($\pm$2,5)
ADULTOS - 13 a 30 años	11 cpm ($\pm$5,0)	8 cpm ($\pm$5,0)
- 30 a 40 años	---	9 cpm ($\pm$5,0)

OBSERVACIONES

* El examen monocular es un verdadero examen de flexibilidad de acomodación. El examen binocular no tan solo es un examen acomodativo, sino de convergencia. Así problemas en la vergencia fusional negativa en VP pueden ser la causa que dificulte la focalización del test al realizar el examen binocular a través de lentes negativas, y no un problema acomodativo. Por otro lado, problemas en la vergencia fusional positiva en VP pueden ser la causa que dificulte la focalización del test al realizar el examen binocular a través de lentes positivas, y no un problema acomodativo propiamente dicho.

* Si una persona tiene dificultad en realizar el examen mono o binocularmente, puede ser adecuado reducir la potencia de dichas lentes. Anotar tanto el resultado de la prueba como el valor de las lentes empleadas.

* El procedimiento descrito no tan solo es una técnica de examen, sino una práctica muy utilizada como terapia visual.

ANOTACIÓN DE LOS RESULTADOS

Ejemplo 1

	Flexibilidad VL (-2/0):	OD: 6 cpm.
		OI: 7 cpm.
		AO: 3 cpm.

Flexibilidad VL (-2/0):   OD: 6 cpm.
                            OI: 7 cpm.
                            AO: 3 cpm.

Flexibilidad VP (-2/+2):   OD: 12 cpm.
                            OI: 11 cpm.
                            AO: 8 cpm.

Ejemplo 2

Flexibilidad VL (-2/0):   OD: 3 cpm.
                            OI: 3 cpm.
                            AO: 0 cpm.

Flexibilidad VP (-2/+2):   OD: 4 cpm.
                            OI: 3 cpm.
                            AO: 2 cpm.

9.3 Retardo acomodativo

El retardo acomodativo (también denominado retraso de acomodación o respuesta acomodativa, e incluso aceptación de positivos en VP) puede determinarse objetiva y subjetivamente.

La retinoscopia en VP es un examen objetivo que permite determinar la respuesta del sistema de acomodación del paciente, ante un estímulo acomodativo determinado.
La realización de este examen es imprescindible para valorar correctamente el estado acomodativo de un paciente, y cuando se contempla la posibilidad de realizar una adición de cerca en un paciente no présbita.

9.3.1 Retinoscopia de Nott

OBJETIVO

Determinar la respuesta acomodativa ante un estímulo acomodativo en visión próxima.

MATERIAL

* Foróptero con el valor del examen subjetivo en visión lejana.

* Retinoscopio con espejo plano o esquiascopio.

* Optotipo específico de una aproximada AV: 20/30 (fig. 9.2)

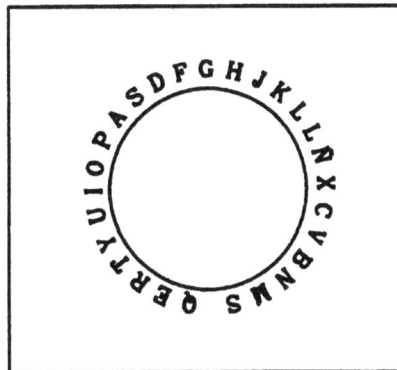

Fig. 9.2 Optotipo específico para la retinoscopía de Nott

* La iluminación ambiental debe permitir la lectura del texto.

MÉTODO

* Ajustar la DIP para visión próxima.

* Asegurarse de que ambos ojos están desocluidos.

* Situar el optotipo y el retinoscopio a 40 cm del paciente.

* Pedir al paciente que lea las letras del optotipo y observar el reflejo retinoscópico de ambos ojos.

* Si se observa movimiento directo alejar el retinoscopio del optotipo hasta conseguir punto neutro en OD. Determinar la distancia a la que se produce la neutralización.

* Calcular la diferencia dióptrica entre el estímulo acomodativo (test) y la respuesta acomodativa (distancia a la cual encontramos punto neutro).

* Repetir el examen en el OI.

* Anotar los resultados en forma de dioptrías.

POSIBLES RESPUESTAS

* Si se observa movimiento directo (respuesta esperada): EXISTE RETRASO ACOMODATIVO. Alejar el retinoscopio hasta neutralizar el movimiento.

* Si se observa punto neutro: EL RETRASO ACOMODATIVO ES CERO.

* Si se observa movimiento inverso: EXISTE UNA HIPERACOMODACIÓN EN VISIÓN PRÓXIMA, cuya cuantía no puede determinarse por este método.

OBSERVACIONES

* Determinamos el retraso acomodativo en centímetros y debe convertirse a dioptrías, teniendo presente la siguiente tabla:

* Si el retraso de ambos ojos es muy diferente, cuestionarse el examen subjetivo de visión lejana antes de dar un diagnóstico erróneo.

Tabla 9.5. Equivalencias cm - D en la retinoscopia de Nott

OPTOTIPO(cm)	PTO.NEUTRO(cm)	RETARDO (cm)	RETARDO (D)
40	40	0	0
40	42	2	0.12
40	44	4	0.23
40	46	6	0.33
40	48	8	0.42
40	50	10	0.50
40	54	14	0.65
40	58	18	0.78
40	62	22	0.89
40	66	26	0.98
40	70	30	1.07
40	75	35	1.16
40	80	40	1.25
40	85	45	1.32
40	90	50	1.39
40	95	55	1.45
40	100	60	1.50

ANOTACIÓN

* Anotar el valor del retraso y el método utilizado.

Ejemplo 1

    Nott: OD: +0.50 D.
             OI: +0.50 D.

Ejemplo 2

     Nott: OD: Neutro
               OI: Negativo

NOTA: Se consideran valores normales retrasos de aproximadamente +0.50 D.E. en personas no présbitas, sobre el examen subjetivo en visión lejana. En personas présbitas los valores están en función de la edad.

9.3.2 Retinoscopia M.E.M.

OBJETIVO

Determinar el retraso acomodativo ante un estímulo de visión próxima.

MATERIAL

* Esta prueba se efectúa con el examen subjetivo en visión lejana en la gafa de prueba (no suele utilizarse el foróptero).

* Retinoscopio o esquiascopio.

* Optotipo de letras o texto, de aproximadamente AV: 20/30, sobre el cabezal del retinoscopio

* Iluminación ambiental que permita la lectura del texto.

MÉTODO

* Ajustar la DIP para visión próxima.

* Asegurarse de que ambos ojos están desocluidos.

* Situar el retinoscopio con el optotipo a la distancia habitual de trabajo del paciente.

* Pedir al paciente que lea las letras y determinar la existencia de retraso en el OD. Estimar de forma aproximada su cuantía.

* Confirmar la apreciación anterior anteponiendo rápidamente lentes esféricas.

* Repetir el examen en el OI y anotar los resultados.

POSIBLES RESPUESTAS

* Si se obseva movimiento directo (respuesta esperada): EXISTE RETRASO ACOMODATIVO. Determinar su valor con esferas positivas.

* Si se observa punto neutro: EL RETRASO ACOMODATIVO ES CERO.

* Si se observa movimiento inverso: EXISTE UNA HIPERACOMODACIÓN EN VISIÓN PRÓXIMA. Determinar su valor con lentes negativas.

NOTA: Se consideran valores normales retrasos de aproximadamente +0.50 D.E. en personas no présbitas, sobre el examen subjetivo en visión lejana. En personas présbitas los valores están en función de la edad.

OBSERVACIONES

* Las lentes de confirmación no deberían anteponerse por más de 0,3 seg., ya que no deseamos que altere el estímulo ni la respuesta acomodativa.

* Si el retraso en ambos ojos es muy diferente, cuestionarse el examen subjetivo en visión lejana antes de dar un diagnóstico erróneo.

ANOTACIÓN

Anotar el valor del retraso y el método empleado.

Ejemplo 1   MEM (40 cm)   OD: +0.25
                                     OI: Neutro

Ejemplo 2   MEM (33 cm)   OD: -0.50
                                     OI: -0.50

9.3.3 Retinoscopia de Cross

OBJETIVO

Determinar la aceptación de positivos del paciente en visión próxima.

* Si el retraso de ambos ojos es muy diferente, cuestionarse el examen subjetivo en visión lejana antes de realizar un diagnóstico erróneo.

ANOTACIÓN

* Los resultados se indican en forma de adición respecto al examen subjetivo en visión lejana.

* Anotar el valor de la aceptación de positivos y el método empleado.

Ejemplo 1

      Cross VP: OD: +0,75

                     OI: +0,75

NOTA: Se considera en pacientes no présbitas, valores normales de aceptación de positivos aproximadamente +0.,5 D.E. sobre el subjetivo en visión lejana. En pacientes présbitas el resultado está en función de la edad.

9.3.4 Subjetivo en visión próxima

Es una técnica optométrica con la cual determinamos subjetivamente el valor de la máxima esfera positiva aceptada en visión próxima en forma de adición sobre el subjetivo en visión lejana.

Existen distintos métodos subjetivos para visión próxima, pero en esta guía de prácticas tan solo describiremos la técnica de los CILINDROS CRUZADOS FIJOS.

OBJETIVO

El examen se realiza en pacientes présbitas para determinar la adición en visión próxima. Asimismo, puede utilizarse en personas jóvenes cuando se desee determinar la aceptación de positivos de forma subjetiva.

MATERIAL

* Foróptero o gafa de pruebas con el valor del examen subjetivo en visión lejana.

* Optotipo específico: rejilla en cruz de cinco brazos.

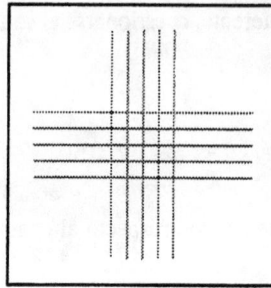

Fig. 9.3 Optotipo específico para el examen en VP

* Cilindros cruzados fijos con el eje negativo a 90°.

* Prismas de disociación (3▾ BI en OD y 3▾ BS en OI).

* Iluminación ambiental reducida permitiendo la visión del test.

MÉTODO

* Ajustar la DIP para visión próxima.

* Asegurarse de que ambos ojos están desocluidos.

* Colocar los cilindros cruzados fijos en ambos ojos.

* Disociar con 3▾ BI en OD y 3▾ BS en OI.

* Situar el test a 40 cm del paciente.

* Informar al paciente de que verá dos imagenes desplazadas verticalmente.

* Pedir al paciente que observe el test superior (OD) y que diga qué líneas ve más oscuras: verticales u horizontales, o si están iguales. Ajustar con esferas hasta igualar.

* Si ve más oscuras las líneas horizontales adicionar una esfera de +0,25 D.E. y si ve más oscuras las líneas verticales añadir una esfera de -0,25 D.E. en el OD, e indicar al paciente que observe la imagen inferior (OI).

* Repetir el procedimiento en este ojo.

* Alternar la atención de una imagen a otra realizando ajustes en pasos de 0,25 D.E. hasta conseguir

la igualación en ambas imágenes.

* Retirar los primas disociadores y asegurarse que el paciente ve una única imagen.

*Preguntar nuevamente qué líneas ve más pintadas de negro.

* Realizar los ajustes necesarios en condiciones binoculares en pasos de 0,25 D.E. hasta conseguir la igualdad de las líneas.

* Anotar los resultados.

POSIBLES RESPUESTAS

* Si el paciente ve más negras las líneas horizontales (respuesta esperada): EXISTE RETRASO ACOMODATIVO. Adicionar esferas positivas hasta igualar.

* Si el paciente ve igual de negras las líneas verticales y horizontales: EL RETRASO ACOMODATIVO ES CERO.

* Si el paciente ve más negras las líneas verticales: EXISTE UNA HIPERACOMODACIÓN EN VISIÓN PRÓXIMA. Adicionar esferas negativas hasta igualar.

* Si el paciente no logra la igualación de las líneas dejar la última esfera que permita ver más negras las líneas verticales.

OBSERVACIONES

* Si el paciente presenta una preferencia constante sobre las mismas líneas (verticales u horizontales) y no se consigue igualar a pesar de realizar los cambios dióptricos, replantearse el valor cilíndrico del examen subjetivo en visión lejana antes de realizar un diagnóstico erróneo.

* Si el resultado esférico de ambos ojos es muy distinto, puede ser debido a desigual acomodación. No obstante, cuestionarse el examen subjetivo monocular.

* Se consideran valores normales:

   a) En pacientes no présbitas, aproximadamente una adición de +0,50 D, sobre el valor del examen subjetivo en visión lejana.

   b) En pacientes présbitas el resultado será en función de la edad.

ANOTACIÓN

Los valores obtenidos los expresaremos de forma directa:

Ejemplo 1

> Ex. Subj. VP   OD: 90° -0,50 +5,00
>   OI: 80° -1,00 +4,00

o en forma de adición sobre el examen sujetivo de visión lejana:

Ejemplo 2

> Ex.Subj. VL   OD: 90° -0,50 +4,50 Ad: +0,50
>   OI: 80° -1,00 +3,50 Ad: +0,50

9.4. Acomodación relativa

OBJETIVO

Determinar las máximas variaciones de estímulo de acomodación que puede efectuarse en VP, manteniendo la convergencia constante. Para ello el paciente debe mantener visión simple y nítida del optotipo.

MATERIAL

* Foróptero.

* Optotipo de AV igual a la agudeza del ojo con peor visión.

MÉTODO

* El paciente puede estar utilizando su refracción habitual o bien el valor del examen subjetivo previamente efectuado, que es lo más corriente.

* Dip ajustada a visión cercana.

* Indicar al paciente que fije su atención en el optotipo de letras situado a 40 cm.

* Adicionar lenta y binocularmente esferas positivas sobre el valor del subjetivo en pasos de 0,25 D, hasta que se produzca el primer punto de borrosidad mantenida.

* Anotar el valor de las lentes adicionadas a la refracción previa del foróptero. Es la **acomodación relativa negativa** (negativa en cuanto que se provoca una relajación de la acomodación).

* Volver a colocar las lentes del subjetivo en el foróptero y adicionar lenta y binocularmente esferas negativas, en pasos de 0,25 D, hasta que se produzca el primer punto de borrosidad mantenida del optotipo.

* Anotar el valor de las lentes adicionadas a la refracción previa del foróptero. Es la **acomodación relativa positiva** (positiva en cuanto que se provoca una estimulación de la acomodación).

POSIBLES RESPUESTAS

* Al realizar el examen no se produce la visión borrosa sino diplopía: tomar este punto como final y anotar el resultado especificando la visión doble referida por el paciente.

OBSERVACIONES

* Recordemos que por el hecho de ser un examen binocular la convergencia va a limitar los resultados, ya que:

> 1. Al determinar la acomodación relativa negativa existe una demanda de convergencia fusional positiva.

> 2. Al determinar la acomodación relativa positiva existe una demanda de convergencia fusional negativa.

* Cuando no se indica lo contrario se supone que el examen se ha realizado a través del subjetivo en VL.

VALORES NORMALES

Se consideran valores estadísticamente normales los de:

> - ARN: +2,00 ± 0.50 D.
> - ARP: -2.37 ± 0.50 D. (en pacientes no présbitas)

ANOTACIÓN DE LOS RESULTADOS

Ejemplo 1

ARN: +2,00

ARP: -4,25

Ejemplo 2

ARN: +1,25

ARP: -1,50

9.5 Relación AC/A

Se define como el cambio inducido en la vergencia acomodativa (expresado en dioptrías prismáticas) por la variación de una dioptría de acomodación. Suele indicarse como relación AC/A o CA/A. Según estudios de Flom tiene un valor medio estadístico de 5,3 ▼/D.

La relación AC/A es uno de los valores clínicos más útiles en el tratamiento de las anomalías de visión binocular.

Existen dos métodos para determinar la relación AC/A:

- Método de cálculo.

- Método del gradiente.

9.5.1 Método de cálculo

OBJETIVO

Determinar la relación entre la convergencia acomodativa y la acomodación, cuando el paciente pasa la fijación de un objeto en VL a otro en VP.

MÉTODO

* El paciente utiliza el valor del examen subjetivo en VL.

* Determinar, por cualquiera de los métodos expuestos en el capítulo 6, la foria en VL y en VP (40 o 33 cm).

* Utilizar la fórmula:

$$AC/A = dip \text{ (cm)} + \frac{\text{Foria VP - Foria VL}}{A}$$

Considerar a efecto del cálculo las endoforias positivas y las exoforias negativas.

También puede utilizarse la fórmula:

$$AC/A = \frac{\text{Convergencia requerida + Foria VP - Foria VL}}{A}$$

- Considerar, a efecto del cálculo, las endoforias positivas y las exoforias negativas.
- Convergencia que se requiere para la distancia del examen en VP (18▼ para 33 cm o 15▼ para 40 cm).
- A: Estímulo de acomodación en el examen en VP (3D para 33 cm o 2,5D para 40 cm).

ANOTACIÓN DE LOS RESULTADOS

Ejemplo 1

VL: orto

VP_{40cm}: 6▼ endo

AC/A cálculo: $(15 + 6 - 0) / 2,5 = 8,4$ ▼/D

Ejemplo 2

VL: 3▼ exo

VP_{33cm}: 8▼ exo

AC/A cálculo: $(15 + (-8) - (-3)) / 3 = 3,3$ ▼/D

Ejemplo 3

VL: 1▼ endo

VP$_{40cm}$: 6▼ exo

dip: 60 mm

AC/A $_{cálculo}$: 6 + [((-6) - 1) / 2,5] = 3,2 ▼/D

Ejemplo 4

VL: 3▼ exo

VP$_{33cm}$: orto

dip: 62 mm

AC/A $_{cálculo}$: 6,2 + [0 - (-3)) / 3] = 7,2 ▼/D

9.5.2 Método del gradiente

OBJETIVO

Determinar la relación entre la convergencia acomodativa y la acomodación, realizando cambios dióptricos en VP.

MÉTODO

* El paciente utiliza el valor del examen subjetivo en VL.

* Determinar, por cualquiera de los métodos expuestos en el capítulo 6, la foria en VP (40 o 33 cm).

* Determinar nuevamente la foria, a la misma distancia, tras realizar una variación dióptica de, por ejemplo, -1,00 D.

* Utilizar la fórmula:

$$AC/A = \frac{\text{Variación fórica}}{\text{Variación esférica}}$$

NOTA: La variación esférica que se realice puede ser de: +1,00 D, -1,00 D, +1,50 D, 1,50 D, +2,00 D, -2,00 D. Por lo general, no obstante, se recomienda utilizar una variación de -1.00 D (excepto en casos de pacientes con endoforia moderada o importante en VP en que se utilizan cambios dióptricos positivos).

ANOTACIÓN DE LOS RESULTADOS

Ejemplo 1

        VP: 3▼ exo
        VP Ad -1,00D: 2▼ endo

        AC/A $_{gradiente}$: 5 ▼/D

Ejemplo 2

        VP: 12▼ exo
        VP Ad -1,00D: 6▼ endo

        AC/A $_{gradiente}$: 6 ▼/D

Ejemplo 3

        VP: 12▼ endo
        VP Ad +1,50 D: orto

        AC/A $_{gradiente}$: 8 ▼/D

Bibliografía

1. Amos J.F. y otros autores. *Diagnosis and Management in Vision Care*, Cap. 16. Ed. Butterworths (1987).

2. Borish IM. *Clinical Refraction* Vol 1; Cap. 6, 18 y 20. Ed. Professional Press Books, 3ª Ed. 1975.

3. Casser Locke l., Somers W. *A comparison study of Dynamic Retinoscopy* Optometry and Vision Science 1989;66:540-4.

4. Daum KM, Rutstein RP, Houston G, Clore KA, Corliss DA. *Evaluation of a new Criterion of Binocularity* Optometry and Vision Science 1989;66:218-28.

5. Duke Elder y David Abra. *System of Ophtalmology; Vol 5:Ophtalmic optics and refraction.* Ed. St Louis: The CV Mosby Company 1970

6. Eskridge JB, Amos JF, Bartlett JD. *Clinical procedures in Optometry.* Ed. Lippincott Company, 1991.

7. Griffin J.R. *Binocular Anomalies. Procedures for vision Therapy* Cap. 15. Ed. Professional Press, 2ª edición. 1988

8. Rutstein RP, Fuhr PD, Swiatocha J. *Comparing the amplitude of accommodation determined objectively and subjectively.* Optometry and Vision Science 1993;70:496-500.

9. Scheiman M, Wick B. *Clinical management of binocular vision.* Ed. JB Lippincott Company, 1994.

Capítulo 10 Motilidad ocular

10.1 Introducción

En este capítulo vamos a tratar el estudio de la motilidad ocular en cuanto a diagnóstico de las alteraciones oculomotoras (ducciones y versiones) y de las habilidades oculomotoras (seguimientos y sacádicos) de la siguiente manera:

- Ducciones y versiones
- Habilidades oculomotoras:

        - Sacádicos: - Seguimientos:
                a. De amplitud   a. Pelota de Marsden
                b. En lectura

Antes de entrar en el estudio de los movimientos oculares recordemos las acciones de los músculos extraoculares (MEO) mediante un esquema.

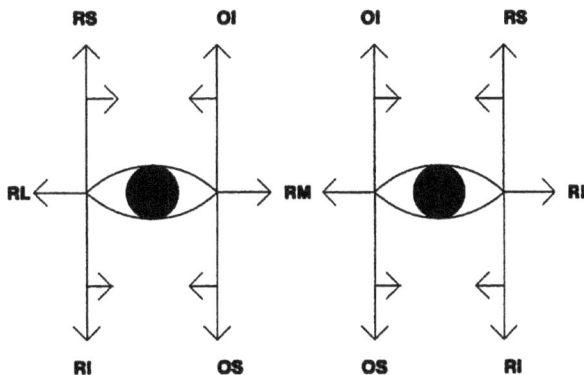

Fig. 10.1 Las líneas verticales representan la acción de los músculos verticales a partir de la posición primaria de mirada (P.P.M.). Las líneas horizontales representan la acción de adducción y abducción y las líneas curvas la acción de intorsión y extorsión.

10.2 Ducciones y versiones

10.2.1 Ducciones (movimientos monoculares)

Son los movimientos de un ojo en torno a los ejes horizontal, vertical y anteroposterior.

OBJETIVO

Diagnosticar parálisis o paresias.

MATERIAL

* Luz de fijación

* Oclusor

MÉTODO

* Paciente cómodamente sentado con la cabeza recta.

* Ocluir el ojo no examinado

* Pedir al sujeto que fije la luz y la siga con sus ojos sin mover la cabeza.

* Desplazar la luz en las diferentes posiciones de la mirada.

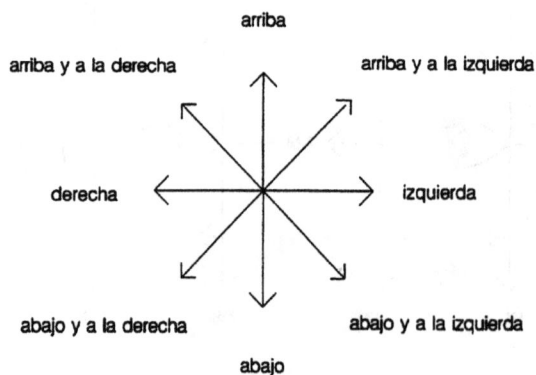

Fig. 10.2 Posiciones diagnósticas

OBSERVACIONES

* Parálisis significa un déficit muscular total y paresia un déficit muscular parcial.

* El límite de la ducción es aquel donde el reflejo corneal todavía está centrado en la pupila; en el momento en que empieza a pasearse el reflejo corneal, nos hemos pasado del campo de máxima acción del músculo.

* El límite de estos movimientos corresponde al campo monocular de mirada.

* Las ducciones pueden ser graduadas de 0 a -4 dependiendo de la cantidad de hipoacción o paresia.

10.2.2 Versiones (movimientos binoculares)

Son movimientos binoculares en los cuales los ojos se desplazan en la misma dirección y en el mismo sentido.

OBJETIVO

Determinar las hipo o hiperfunciones de uno o varios músculos.

MATERIAL

* Luz de fijación.

MÉTODO

* Paciente cómodamente sentado con la cabeza recta.

* Pedir al sujeto que siga la luz con sus ojos sin mover la cabeza.

* Desplazar la luz de fijación en las distintas posiciones de la mirada comparando las acciones de los músculos yunta.

Tabla 10.1 Posiciones diagnósticas de la mirada

DEXTRO-SUPRAVER-SIÓN	SUPRAVERSIÓN	LEVO-SUPRAVERSIÓN
DEXTROVERSIÓN	P.P.M.	LEVOVERSIÓN
DEXTRO-INFRAVER-SIÓN	INFRAVERSIÓN	LEVO-INFRAVERSIÓN

OBSERVACIONES

* El estudio de las versiones permite una valoración grosera de las variaciones del ángulo del estrabismo en las distintas posiciones de la mirada.

* Las versiones pueden graduarse entre -4 y +4, dependiendo del grado de hiper o hipoacción que se detecte. Un grado -4 se aplica a un músculo completamente paralizado y un +4 a una hiperacción que prácticamente esconde la córnea.

10.3 Habilidades motoras

10.3.1 Sacádicos

Son los movimientos que dirigen la mirada de un objeto a otro dentro del campo visual en el menor tiempo posible. Son los movimentos más rápidos del organismo.

10.3.1.1 Movimientos sacádicos de amplitud

OBJETIVO

Evaluar la calidad y eficacia de los movimientos sacádicos en distintas posiciones de mirada.

MATERIAL

* Dos objetos disímiles (lápices o bolígrafos de distinto color, punteros, etc.).

MÉTODO

* Sujetar ambos objetos (bolígrafos rojo y azul, por ejemplo) uno con cada mano, a unos 50 - 60 cm de la cara del paciente.

* La separación entre los objetos puede ser entre 8 y 80 cm, en función de la amplitud de los movimientos que queramos evaluar.

* Indicar al paciente que cambie la fijación de un objeto a otro ejecutando nuestras órdenes: rojo - azul - rojo ....

* Variar la disposición de los objetos en el espacio para evaluar las distintas posiciones diagnósticas de mirada.

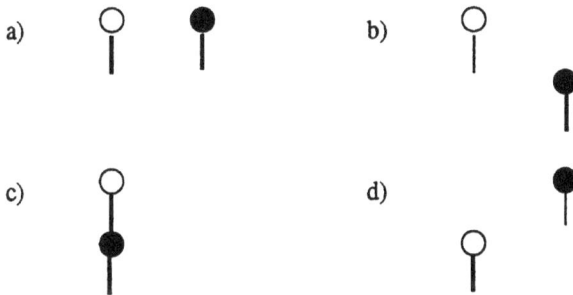

a)   ○   ●   b)   ○
                             ●

c)   ○   d)   ●
     ●   ○

* El examen de los movimentos sacádicos puede realizarse mono y binocularmente.

POSIBLES RESPUESTAS

* Debemos observar:

    1) La precisión del movimiento.

    2) Que no se produzcan movimientos de cabeza y/o cuerpo.

    3) Confusión o pérdidas de dirección.

Tabla 10.2 Tabla de valoración según Heinsen-Schrock System.

Siempre sobre el objeto	3
A veces fuera del objeto	2
Generalmente fuera del objeto	1
Sin movimientos de cabeza	3
Mueve la cabeza	2
Ligeros movimientos	1
Velocidad adecuada	3
Velocidad reducida	2
Velocidad muy reducida	1
Se realiza el ejercicio con ánimo	1

Como se observa en este cuadro, la evaluación se hace en la escala de 10. Si el sujeto realiza la prueba correctamente la evaluación será 10.

ANOTACIÓN DE LOS RESULTADOS

Para valorar la calidad de los movimientos sacádicos se puede utilizar la apreciación y comentarios del examinador o la puntuación obtenida por la tabla anterior.

10.3.3.2 Sacádicos en lectura

OBJETIVO

Evaluar la calidad de los movimientos sacádicos finos que se efectúan durante la lectura. Así mismo mediante esta prueba pueden detectarse problemas de aprendizaje en los niños.

MATERIAL

* Un cronómetro.

* DEM test (*Developmental Eye Movement*) que consta de las siguientes partes:

Primera parte: Un pre-test en el que se determina si el niño sabe y reconoce los números.

3	7	1	9	2	6	5	4	8	2

Segunda parte: 80 números dispuestos en columnas verticales.

TEST A		TEST B	
3	4	6	7
7	5	3	9
5	2	2	3
9	1	9	9
8	7	1	2
2	5	7	1
5	3	4	4
7	7	6	7
4	4	5	6
6	8	2	3
1	7	5	5
4	4	3	5
7	6	7	7
6	5	4	4
3	2	8	6
7	9	4	3
9	2	5	7
3	3	2	5
9	6	1	9
2	4	7	8

Fig. 10.2 Examen del DEM

Tercera parte: 80 números dispuestos en filas horizontales, con espaciado variable, que simulan la lectura.

```
                        TEST C

        3       7 5           9        8
        2  5            7     4        6
        1          4      7      6     3
        7     9        3       9       2
        4  5              2         1  7
        5          3      7      4     8
        7  4      6 5                  2
        9      2          3      6     4
        6  3  2    9                   1
        7             4         6 5    2
        5          3 7          4      8
        4              5     2      1  7
        7  9  3           9            2
        1          4          7  6     3
        2      5       7       4       6
        3      7     5           9     8
```

HOJA DE ANOTACIÓN

NAME   DOB   AGE   GRADE

/ = Substitution   o = omission error
a = addition error   < or > = transposition error

TEST A			TEST B	TEST C				
3	4	6	7	3	7	5	9	8
7	5	3	9	2	5	7	4	6
5	2	2	3	1	4	7	6	3
9	1	9	9	7	9	3	9	2
8	7	1	2	4	5	2	1	7
2	5	7	1	5	3	7	4	8
5	3	4	4	7	4	6	5	2
7	7	6	7	9	2	3	6	4
4	4	5	6	6	3	2	9	1
6	8	2	3	7	4	6	5	2
1	7	5	2	5	3	7	4	8
4	4	3	5	4	5	2	1	7
7	6	7	7	7	9	3	9	2
6	5	4	4	1	4	7	6	3
3	2	8	6	2	5	7	4	6
7	9	4	3	3	7	5	9	8
9	2	5	7					
3	3	2	5					
9	6	1	9					
2	4	7	8					

TEST A: ____ sec   TEST B: ____ sec

TIME _____ sec

_____ s errors _____ o errors
_____ a errors _____ t errors

TOTAL TIME: _____ sec
ADJ TIME: _____ sec $$\text{ADJ TIME} = \text{TIME} \times \frac{80}{(80 - o + a)}$$
ERRORS: _____

ADJ TIME = _____ sec
TOTAL ERRORS (s+o+a+t) = _____

$$\text{RATIO} = \frac{\text{HORIZONTAL ADJ TIME}}{\text{VERTICAL ADJ TIME}} = \underline{\quad\quad}$$

MÉTODO

Los pasos a seguir en la realización del examen son:

* Realizar el pre-test.

* Cronometrar el tiempo que tarda el niño en leer los 80 números dispuestos verticalmente, anotando el tiempo y los errores que comete.

* Cronometrar el tiempo que tarda el niño en leer los 80 números dispuestos horizontalmente, anotando el tiempo y los errores que comete.

* Determinar el tiempo ponderado vertical y horizontal.

* Tomar en cuenta los errores que se cometen así:

   / : Sustitución de un número por otro.
   o : Omisión de un número.
   a : Adición de un número
  <or>: Transposición de números.

Comparar la relación obtenida para el niño examinado con la que se considera normal para su edad:

Tabla 10.3 Valores normales en función de edad.

DEVELOPMENTAL EYE MOVEMENT (DEM) TEST
NORMATIVE

AGE	VERTICAL TIME (sec.) MEAN (S.D.)	HORIZ. TIME (sec.) MEAN (S.D.)	ERRORS	RATIO (H/V)
6.0-6.11	63.11 (16.59)	98.26 (32.61)	15.22 (11.49)	1.58 (.45)
7.0-7.11	54.83 (9.20)	87.94 (28.18)	12.50 (12.91)	1.60 (.41)
8.0-8.11	46.76 (7.89)	57.73 (12.32)	4.61 (6.91)	1.24 (.18)
9.9.11	42.33 (8.20)	51.13 (13.30)	2.17 (4.10)	1.21 (.19)
10-10.11	40.28 (7.43)	47.64 (10.11)	1.91 (2.68)	1.19 (.17)
11-11.11	37.14 (5.42)	42.62 (7.61)	1.68 (2.34)	1.15 (.13)
12-12.11	35.14 (5.87)	39.35 (8.11)	1.11 (1.17)	1.12 (.10)
13-13.11	33.75 (6.53)	37.56 (7.23)	1.61 (2.15)	1.12 (.12)

EJEMPLO

Paciente de 9,4 años de edad, referido para un examen visual completo. La maestra reporta que el niño utiliza su dedo para seguir la lectura y tiene problemas de comprensión. No hay deficiencias en cuanto a salud general, ocular, error refractivo, agudeza visual o funciones de acomodación-convergencia. En los exámenes de seguimientos y sacádicos mostró pérdidas en la fijación.

NAME NN   DOB   AGE 9.4   GRADE 3.3

/ = Substitution   o = omission error

a = addition error   < or > = transposition error

TEST A		TEST B		TEST C				
3	4	6	7	3	7	5	9	8
7	5	3	9	2	5	7	4	6
5	2	2	3	1	4	7	6	3
9	1	9	9	7	9	3	9	2
8	7	1	2	4	5	2	1	7
2	5	7	1	5	3	7	4	8
5	3	4	4	7	4	6	5	2
7	7	6	7	9	2	3	6	4
4	4	5	6	6	3	2	9	1
6	8	2	3	7	4	6	5	2
1	7	5	2	5	3	7	4	8
4	4	3	5	4	5	2	1	7
7	6	7	7	7	9	3	9	2
6	5	4	4	1	4	7	6	3
3	2	8	6	2	5	7	4	6
7	9	4	3	3	7	5	9	8
9	2	5	7					
3	3	2	5					
9	6	1	9					
2	4	7	8					

TEST C: TIME 56 sec

1 s errors   9   o errors

a errors   2   t errors

TEST A: 21 sec   TEST B: 22 sec

TOTAL TIME: 43 sec

ADJ TIME: _____ sec

ADJ TIME = TIME x $\dfrac{80}{(80-o+a)}$

ERRORS: _____

ADJ TIME = 63 sec

TOTAL ERRORS (s+o+a+t) = 12

$$RATIO = \dfrac{HORIZONTAL\ ADJ\ TIME}{VERTICAL\ ADJ\ TIME} = 1.47$$

Conclusión: relación superior a la media indicada para la edad del paciente (ver tabla). Nos hace suponer problemas en los movimientos sacádicos finos.

10.3.2 Seguimientos

Movimientos de los ojos sobre un objeto que se mueve. Son los encargados de mantener la fijación bifoveal sobre blancos móviles.

10.3.2.1 Seguientos con pelota de Marsdem

OBJETIVO

Valorar y entrenar los movimientos de seguimiento.

MATERIAL

* Pelota de Marsdem suspendida en el aire. Consiste en una pelota de goma sólida a la que se le han pegado unas letras.

* Un oclusor si se desean valorar monocularmente

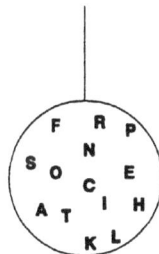

Fig. 10.3 Pelota de Marsdem

MÉTODO

Se considera que la valoración de los músculos extraoculares ya ha sido realizada tanto de forma monocular como binocular. Ahora vamos a centrarnos en la calidad y precisión de estos movimientos, no en el diagnóstico de anomalías musculares.

* El niño se sitúa de pie frente a la pelota a unos 40-50 cm de la misma.

* Pedir al paciente que fije su atención en una letra e imprimir movimiento a la pelota en todas las direcciones de mirada.

POSIBLES RESPUESTAS

Debemos observar:

1) La precisión del movimiento.

2) La uniformidad del movimiento.

3) Que no se produzcan movimientos de cabeza y/o cuerpo.

Tabla 10.3   Tabla H - S (Heinsen-Schrock)

Suaves, siempre sobre el objeto	3
Suaves, a veces fuera del objeto	2
Seguimientos a saltos bruscos	1
Sin movimientos de cabeza	3
Mueve la cabeza, pero puede inhibir	2
Persisten leves movimentos de cabeza	1
Seguimientos automáticos	3
Reducido automatismo	2
Automatismo muy reducido	1
Vigor adecuado	1

OBSERVACIONES

* El seguimiento de un objeto en movimiento puede realizarse a una velocidad máxima de 45°/seg. Ello implica que si movemos el objeto con mayor rapidez, el niño realizará movimientos sacádicos y no propiamente movimientos de seguimiento.

* Para la correcta valoración de los movimientos de seguimiento es necesaria una gran experiencia.

ANOTACIÓN DE LOS RESULTADOS

Para valorar la calidad de los seguimientos puede utilizarse la apreciación y comentarios del examinador o la puntuación obtenida por la tabla H-S.

Bibliografía

1. Carlson Hansen, V. *Ocular Motility*. Ed. Published by Slack incorporated. 1988.

2. Joyce, M. & Brian, H. *Diagnosis an Management of Ocular motility Disorders*. Ed. Blacwell Scientific Publications. 1986.

3. Prieto, D. Y Souza, D. *Estrabismo*. Ed. Jims, 2° ed. 1985.

4. Richman, Jack E. *Developmental Eye Movement Test* . Bernell.

5. Griffin J.R. *Binocular anomalies. Procedure for vision therapy*.
   Ed. The professional press (1976).

Capítulo 11 Exámenes complementarios

11.1   Oftalmoscopia

La oftalmoscopia es una técnica objetiva de suma importancia en la exploración clínica que permite no sólo el diagnóstico de alteraciones oculares, sino también incluso el de enfermedades sistémicas que pudieran haber pasado desapercibidas hasta ese momento.

Su principal aplicación es la observación del fondo de ojo, aunque también pueden examinarse el resto de estructuras oculares, desde los párpados y el segmento anterior del ojo hasta los medios intraoculares y la retina.

Principio óptico

Consiste en la proyección de la luz procedente del oftalmoscopio en el interior del ojo para que mediante su reflexión en el fondo el observador pueda obtener una imagen de las estructuras internas.

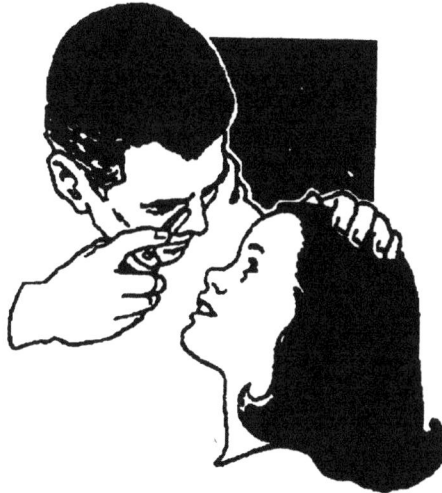

Fig. 11.1 Técnica de la oftalmoscopia directa. (De: Spalton, J.; Hitchings, R. y Hunter, P.:Atlas de oftalmología clínica, 2ª edición, 1995. Ed: Mosby/Doyma.

11.1.1 Tipos de oftalmoscopia

A. Oftalmoscopia directa

En este caso el fondo de ojo se observa como a través de una lupa, como imagen recta y de forma directa ya que no hacen falta ayudas ópticas adicionales.

MÉTODO

* Debe realizarse en una sala con iluminación disminuida.

* Paciente sentado mirando al frente y hacia arriba (inclinación 45°).

* Utilizando la rueda de lentes, de potencias que van desde +40 D a -35 D, se estudiarán estructuras como párpados y córnea (+40 D), cámara anterior (+20 D),iris y cara anterior del cristalino (+15 D), cristalino (+12 D), cuerpo vítreo (+8,+6,+4 D), hasta retina (+2,0,-2 D). La observación se hace a unos 2,5 cm.

Lógicamente dependerá de la ametropía del paciente las lentes utilizadas para la observación, así, por ejemplo, un miope de -3 D precisará ser observado a través de la lente de -3 y un afáquico con una lente suficientemente + para compensar su defecto.

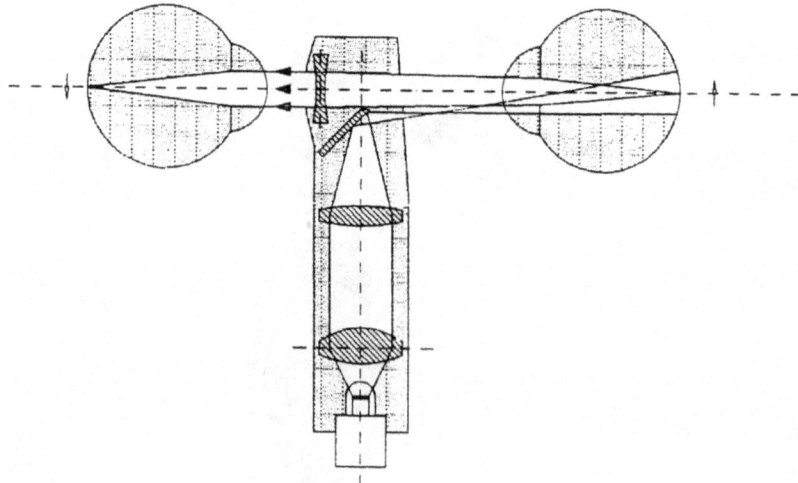

Fig. 11.2 Esquema de la oftalmoscopia directa

B. Oftalmoscopia indirecta

El oftalmoscopio binocular indirecto va sujeto a la frente por una banda, posee una potente fuente de luz y precisa de una lente positiva condensadora para la observación del fondo.

Esta técnica es más compleja que la anterior pero posee ciertas ventajas:

- Visión estereoscópica.

- Fácil visualización de la retina periférica, de gran importancia en la detección de lesiones en ese área.

-La poca magnificación permite observar simultáneamente una amplia zona de retina.

Las imágenes obtenidas mediante esta técnica están invertidas verticalmente y cambiadas lateralmente.

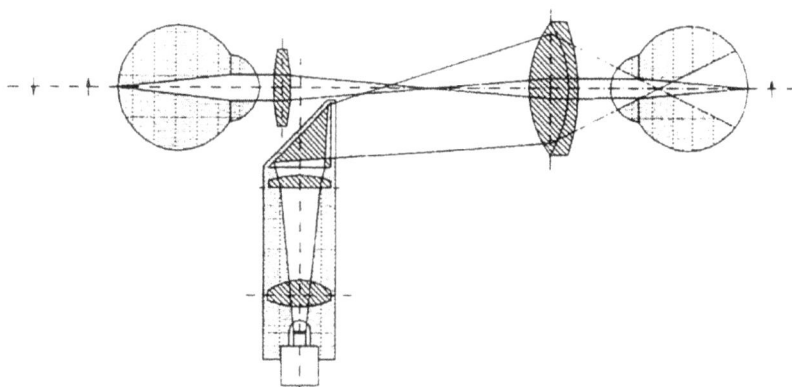

Fig. 11.3 Esquema de la oftalmoscopia indirecta.

11.1.2 Examen a distancia

Es conveniente hacer una observación a unos 30 o 40 cm de distancia de los medios intraoculares antes de iniciar la oftalmoscopía propiamente dicha.

- **Pupila**: Debe aparecer de color rojo más o menos intenso sin ninguna opacidad.

- **Medios intraoculares**: Si existiera alguna opacidad esta se vería negra sobre fondo rojo.

- **Ubicación de las opacidades:** Si existe una opacidad deberemos localizarla y determinar si es fija o móvil. En el primer caso se moverá con el ojo mientras que en el otro continúa moviéndose cuando el ojo está quieto; asimismo las opacidades móviles sólo se localizan en el vítreo o la cámara anterior. La determinación de la profundidad a la que se sitúan las opacidades se hace por medio de su movimiento de paralaje con respecto al borde de la pupila (fig. 11.4).

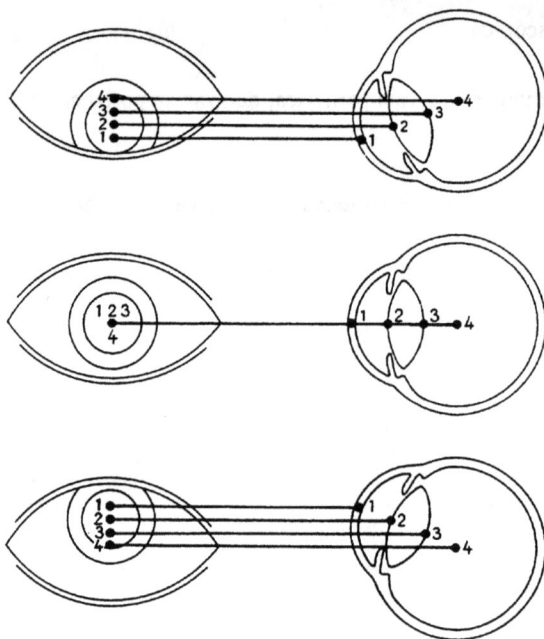

Fig. 11.4 Localización de opacidades de los medios al desplazar el globo ocular

11.1.3 Esquema a seguir en la observacion del fondo de ojo

Es conveniente seguir un orden sistemático en la observación para no olvidar ninguna estructura:

1. PAPILA: Observaremos sus bordes que deben ser definidos, el color del disco, la excavación que no debe alcanzar nunca el borde del disco, la pulsación venosa, la forma.

2. VASOS: Observaremos su recorrido desde la papila hasta la periferia, su tortuosidad, los cruces arterio-venosos. Las venas son de color más oscuro que las arterias y dos veces más gruesas (relación 2:1).

3. MÁCULA: Situada hacia el lado temporal de la papila y a unos dos diámetros papilares de distancia. Observaremos el brillo foveal, su uniformidad y ausencia de vasos.

4. FONDO DE OJO: Observaremos su color y en general su contenido pues no es normal ver manchas rojas o blancas en el fondo sino que debe estar limpio de cualquier alteración (fig. 11.5).

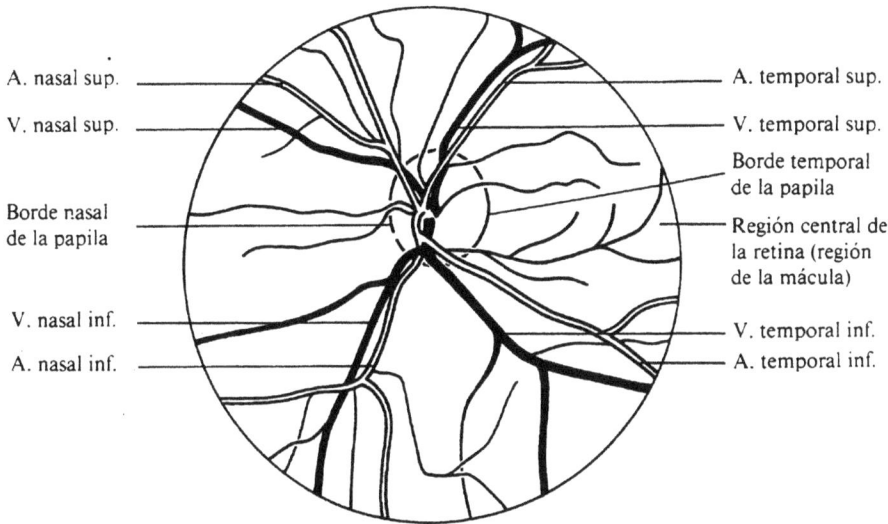

Fig. 11.5 Esquema de un fondo de ojo normal

11.2 Biomicroscopia ocular

La biomicroscopia ocular es una técnica que permite la observación tridimensional de los tejidos oculares. Para ello dispone de dos componentes esenciales: el sistema de iluminación o **lámpara de hendidura** y el sistema de observación o **microscopio binocular**.

La lámpara de hendidura proporciona un potente haz luminoso de diferentes tamaños, de límites netos, sin círculos de difusión y casi libre de aberraciones. Así mismo dispone de filtros coloreados (generalmente azul cobalto y verde), polarizados y difusores.

La proyección de este haz luminoso sobre los tejidos oculares permite su observación mediante el enfoque simultáneo con el microscopio binocular.

Habitualmente son las estructuras oculares externas las que se estudian con esta técnica, aunque la utilización de accesorios adecuados también permite la observación de estructuras internas, así como llevar a cabo otras medidas como la paquimetría, tonometría de aplanación o la medida del ángulo de la cámara anterior.

En general se puede hablar de seis métodos diferentes de iluminación con la lámpara de hendidura:

11.2.1 Iluminación difusa

Se utiliza para el reconocimiento general de la parte anterior del globo ocular.

TÉCNICA

* El sistema de iluminación y el de observación deben formar un ángulo de aproximadamente 40° a 50°, y este último debe estar situado frente a la cara del paciente.

* Aumento angular más bajo posible 7x o 10x. Introducir mayores aumentos si se detecta algo de interés en particular.

* Reducir la iluminación ambiental para obtener una imagen más nítida.

* Diafragma de apertura de la lámpara al máximo.

ESTRUCTURAS A OBSERVAR

* Párpados, pestañas, puntos lacrimales, aperturas de las glándulas de Meibomio, carúncula, repliegue semilunar, lágrima, conjuntivas (tarsal importante en usuarios de lentes de contacto), vasos esclerales, córnea, cara anterior del cristalino.
Es decir se observa de forma general cualquier condición anómala en la parte anterior del globo ocular.

11.2.2 Dispersión escleral

Este tipo de iluminación se basa en la propiedad que tienen los tejidos translúcidos en dispersar la luz.

TÉCNICA

* Angulo de 60° entre el sistema de iliuminación y el de observación, y éste último situado frente a la córnea.

* Emplear el menor aumento para obtener el mayor campo visual (7x).

* Dirigir la luz en forma de franja (anchura de 1-2 mm) sobre el limbo esclerocorneal temporal.

* La luz dirigida y enfocada sobre el limbo se reflejará totalmente por el interior de la córnea y se formará un halo anaranjado intenso en el limbo esclerocorneal nasal.

ESTRUCTURAS A OBSERVAR

Basicamente la córnea. Si ésta es normal y transparente su estructura no se ve y aparece oscura, pero si existe alguna irregularidad u opacidad en el tejido corneal se interrumpirá la reflexión interna y se hará visible esa porción de córnea contra el fondo oscuro del iris o la pupila (fig. 11.6, 11.7 y 11.8).

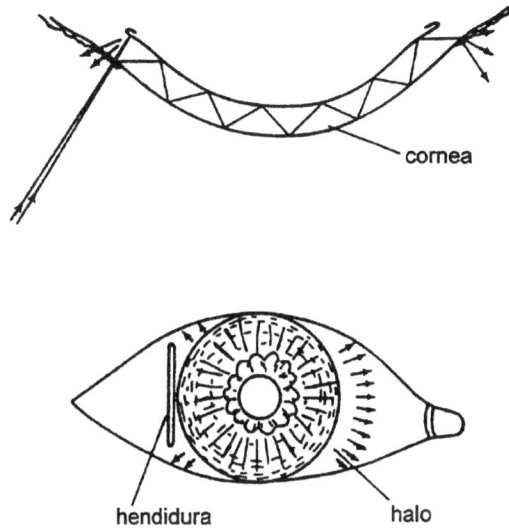

Fig. 11.6 Dispersión escleral. (De: Stone J.:"The slit lamp biomicroscope in ophthalmic practice." Ophthal. & Physiol. Optics, nº 19, pag. 439-55, 1979).

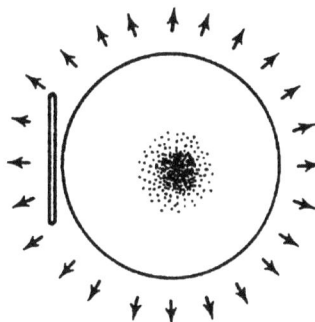

Fig. 11.7 Edema corneal central visto por dispersión escleral. (De: Stone J.:"The slit lamp biomicroscope in ophthalmic practice." Ophthal. & Physiol. Optics, nº 19, pag. 439-55, 1979).

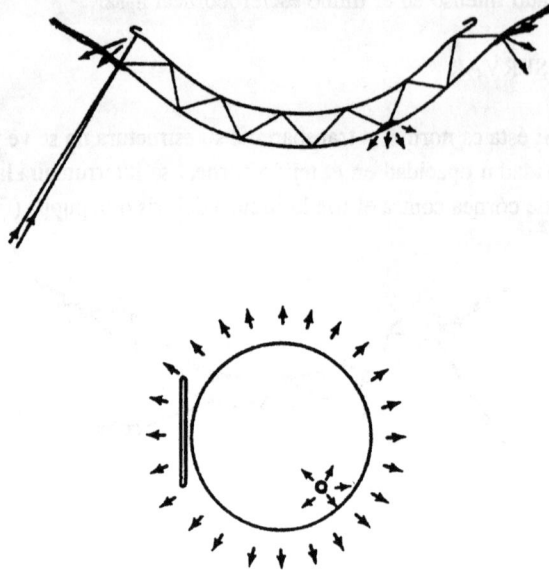

Fig. 11.8 Opacidad corneal vista por dispersión escleral (De: Stone J.: *The slit lamp biomicroscope in ophthalmic practice.* Ophthal. & Physiol. Optics, n° 19, pag. 439-55, 1979).

11.2.3 Iluminación focal directa

Consiste en enfocar directamente la zona que se desea observar. Es uno de los métodos más utilizados para visualizar los tejidos de la parte anterior del globo ocular y sus anexos.

Existen tres tipos de Iluminación focal directa que se diferencian simplemente en el tamaño y la forma del haz empleado.

A. Paralelepípedo de Vogt

TÉCNICA

* Anchura del haz 2-3 mm.

* Aumento angular de 10x a 20x.

* Angulo de 45° a 60° entre la lámpara de hendidura y el biomicroscopio.

* Una vez enfocado el paralelepídedo (fig. 9.9) sobre la superficie de la córnea se realizará un barrido por toda la córnea desde el lado temporal al nasal.

* Este tipo de iluminación permite observar la superficie corneal, así como sus capas.

ESTRUCTURAS A OBSERVAR

* Superficies anterior y posterior de la córnea y sus irregularidades.

* Nervios de la córnea.

* Edema corneal.

* Vasos sanguíneos que penetran en córnea.

* Repliegues de la membrana de Descemet, cicatrices, etc.

* Superficie anterior y posterior del cristalino.

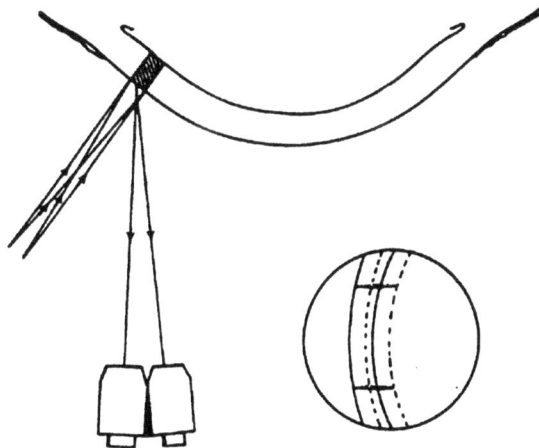

Fig. 11.9 Iluminación focal directa. (De: Stone J.:"The slit lamp biomicroscope in ophthalmic practice." Ophthal. & Physiol. Optics, nº 19, pag. 439-55, 1979).

NOTA: Si se desea observar alguna porción corneal con más detalle se utilizarán aumentos mayores.

B. Sección óptica

TÉCNICA

* Mínima anchura de la hendidura del haz. Puede hacerse reduciendo la anchura del paralelepípedo al mínimo, hasta que aparezca una sección de la córnea.

* Ángulo entre el sistema de observación y el de iluminación de 45°.

* La luz debe dirigirse siempre por el lado temporal cualquiera que sea el ojo observado.

* Realizar un barrido por toda la córnea.

ESTRUCTURAS A OBSERVAR

* Capas corneales (sus distorsiones).

* Película lagrimal.

C. Haz cónico

TÉCNICA

* Reducir la anchura y la apertura del haz hasta obtener un haz circular muy pequeño.

* Ángulo de unos 40°

* Sistema de observación perpendicular a la parte anterior del globo.

* Enfocar un punto intermedio entre córnea y cara anterior del cristalino (humor acuoso).

ESTRUCTURAS A OBSERVAR

Humor acuoso, que en condiciones normales tendrá un aspecto negro (vacío). Si existieran cuerpos extraños en él se observarían (fenómeno de Tyndall). Puede tratarse de proteínas debidas a procesos inflamatorios o células pigmentarias.

11.2.4 Iluminación indirecta

TÉCNICA

* Se trata de iluminar un área determinada mientras se enfoca con el microscopio en una zona vecina que queda iluminada de forma indirecta. Es interesante llevar a cabo esta observación cuando se ha localizado algo de interés con la iluminación focal directa (fig. 11.10).

* El ángulo de observación entre lámpara y microscopio debe ser lo más grande posible.

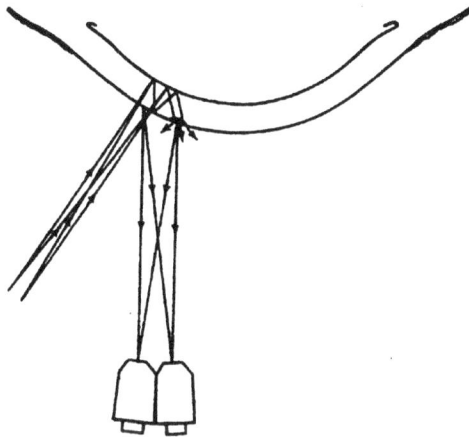

Fig. 11.10 Iluminación indirecta (De: Stone J.:"The slit lamp biomicroscope in ophthalmic practice." Ophthal. & Physiol. Optics, n° 19, pag. 439-55, 1979).

ESTRUCTURAS A OBSERVAR

Irregularidades y opacidades de la córnea.

11.2.5 Retroiluminación

En esta iluminación el tejido observado, generalmente la córnea, se ve por la reflexión de la luz procedente del iris o del cristalino (fig 9.11).

Existen dos tipos de retroiluminación: directa e indirecta.

A. DIRECTA

TÉCNICA

* Se parte del paralelepípedo de Vogt.

* Ángulo entre lámpara y microscopio entre 50° y 60°.

* Anchura del haz 2 mm.

ESTRUCTURAS A OBSERVAR

Se pueden observar vacuolas, cicatrices, edemas, pigmentaciones, vasos sanguíneos en córnea, etc.

B. INDIRECTA

TÉCNICA

* Se estudia la estructura deseada no en la trayectoria reflejada sino sobre un fondo oscuro.

* Ángulo entre 50° y 80°.

* Anchura del haz 2 mm.

ESTRUCTURAS A OBSERVAR

* Depósitos en membrana de Descemet e irregularidades de la superficie corneal posterior.

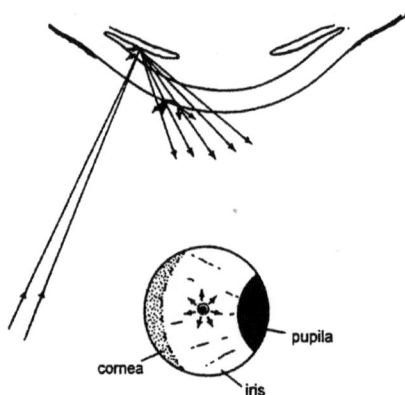

Fig. 11.11 Retroiluminación. (De: Stone J.:"The slit lamp biomicroscope in ophthalmic practice." Ophthal. & Physiol. Optics, nº 19, pag. 439-55, 1979).

11.2.6 Reflexión especular

Consiste en la observación de algunas estructuras mediante la reflexión de la luz que ciertas superficies irregulares como epitelio y endotelio producen (fig. 9.12).

A. Observación del epitelio corneal

TÉCNICA

* Conseguir un paralelepípedo.

* Paciente observando un punto de fijación.

* Sistema de observación y iluminación formando un ángulo de 45°.

* Con la incidencia de la luz temporal aparecerá la imagen del filamento de la bombilla en el lado temporal y viceversa en el lado nasal.

* Enfocar el filamento (paralelepípedo quedará desenfocado) y desplazar la lámpara hasta llevarlo sobre la superficie del paralelepípedo.

ESTRUCTURAS A OBSERVAR

En estas condiciones se podrá enfocar el epitelio corneal y se estudiarán las capas de la película lagrimal, depresiones y elevaciones del epitelio corneal.

B. Observación del endotelio corneal

TÉCNICA

* Ídem anterior con un ángulo entre 50° y 60° y mayor aumento posible.

* Enfocar las partes más profundas del paralelepípedo y desplazar el filamento sobre su superficie.

ESTRUCTURAS A OBSERVAR

Estudio del endotelio.

La utilización de estos métodos no es aislada sino que debe hacerse un uso constante y simultáneo de ellos, especialmente de la iluminación focal directa, indirecta y retroiluminación. Al mismo tiempo, también pueden haber cambios en el ángulo de iluminación, de observación, anchura del haz, intensidad de luz, dirección de la hendidura, etc.

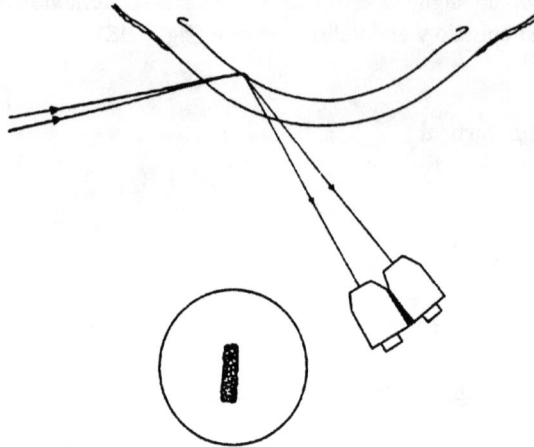

Fig. 11.12 Reflexión especular (De: Stone J.:"The slit lamp biomicroscope in ophthalmic practice." Ophthal. & Physiol. Optics, nº 19, pag. 439-55, 1979).

11.3 Tonometría

11.3.1 Presión intraocular

La presión intraocular (PIO) es la presión hacia fuera que ejercen los elementos contenidos en el ojo (retina, vítreo, cristalino, úvea y humor acuoso) sobre la corneoesclera que actúa como pared continente.

Cuando la PIO aumenta provoca un cierto grado de tensión en córnea y esclera que se conoce como tensión ocular. Así pues, la tensión ocular resulta de dos factores:

    1. De la PIO ejercida por los elementos del contenido.

    2. De la capacidad de resistencia de la corneoesclera.

Los elementos del contenido que más participan en las variaciones de PIO son úvea y humor acuoso. Esto es debido a las variaciones de volumen que pueden sufrir (a mayor volumen, mayor presión).

11.3.2 Medida de la tensión ocular

La **tonometría** es el método usado para medir el grado de tensión a que han llegado la esclera y la córnea como consecuencia de la presión ocular a que están sometidas. De ese grado de tensión deducimos el valor de la fuerza que está recibiendo. Se trata, por tanto, de una medida indirecta de la PIO.

Se utilizan basicamente dos principios de medida:

1. Medir el grado de deformación corneal producido por la aplicación de un peso o una fuerza dada.

2. Medir el peso que se necesita para producir un cierto grado de deformación.

Los métodos de determinación clínica de la tensión ocular son:

     a. Tonometría digital.

     b. Tonometría por identación.

     c. Tonometría por aplanación.

     d. Tonometría de no contacto o electrónica.

A. Tonometría digital

Es un procedimiento muy antiguo y poco preciso. Se practica realizando presiones con el dedo índice de ambas manos sobre el globo ocular. Sólo detecta estados de extrema dureza o blandura.

B. Tonometría por identación

El tonómetro más utilizado en este método es el de Schiotz (fig. 11.13). Se basa en determinar la depresión que produce en la córnea la aplicación de un peso determinado. Esta depresión determinada corresponderá a un valor de tensión en mm de Hg que se obtiene a través de una gráfica construida por Schiotz.

C. Tonometría por aplanación

Esta técnica desarrollada por Goldman consiste en medir la fuerza requerida para aplanar un área de superficie determinada de la córnea (3,06 mm). Este tonómetro va incorporado al biomicroscopio ocular como accesorio (fig. 11.14).

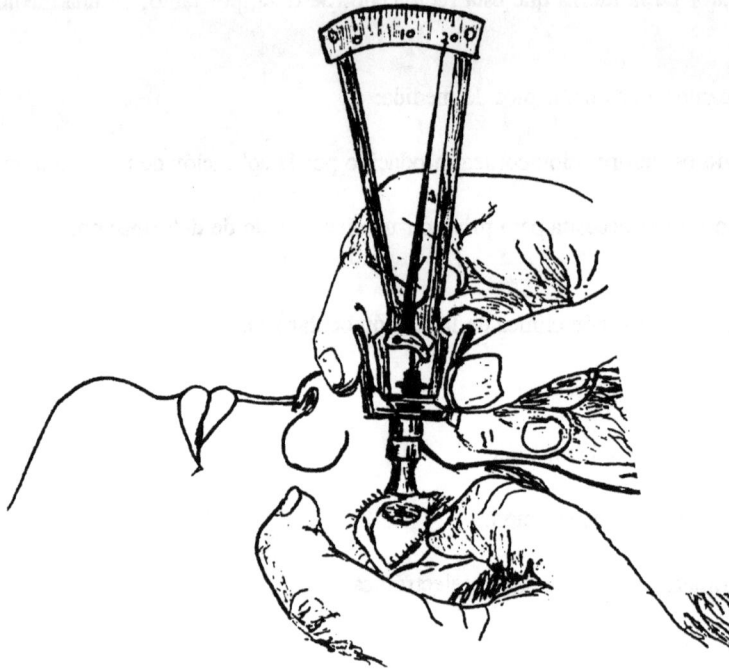

Fig. 11.13 Tonómetro de Schiotz

MÉTODO

1. Paciente sentado al biomicroscopio con frente y barbilla bien apoyadas.

2. Se anestesia córnea.

3. Se tiñe la lágrima con fluoresceína y se usa filtro azul cobalto.

4. Se pone el tonómetro en contacto con el ápex corneal (fig. 11.14) y a través del biprisma que contiene se observan dos semicírculos amarillo-verdosos. Cuando la córnea ha sido perfectamente aplanada los extremos internos de los dos semicírculos contactan (fig 11.15). La presión se mide en una balanza de torsión que tiene el tonómetro.

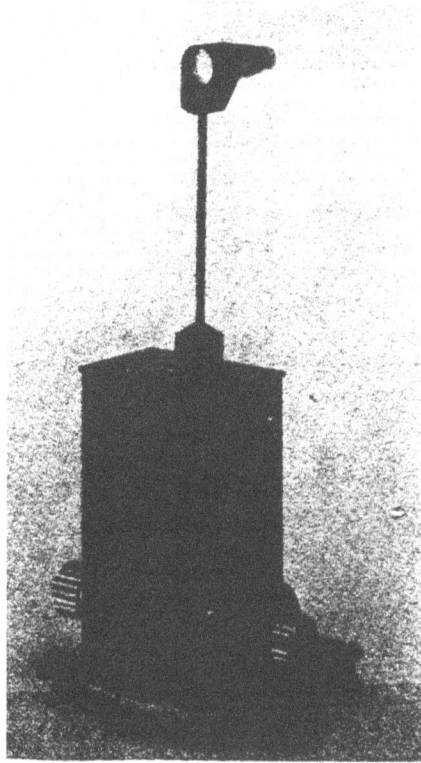

Fig. 11.14 Tonómetro de aplanación de Goldmann. (De: Spalton, J., Hitchings, R., Hunter, P.:Atlas de oftalmología clínica, 2ª edición, 1995. Ed:Mosby/Doyma)

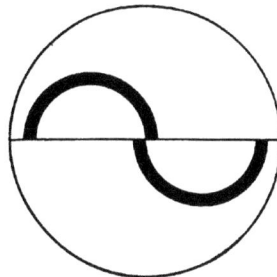

Fig. 11.15 Tonometría con tonómetro de Goldmann. Posición correcta de los anillos.

D. Tonometría de aire

Esta tonometría no requiere el uso de anestesia ya que no precisa contacto con la córnea. Consiste en enviar un chorro de aire hacia la córnea, con la fuerza suficiente para aplanarla momentáneamente. Un sistema óptico detecta el momento de aplanación, y se registra electrónicamente el tiempo empleado desde que sale el chorro de aire hasta el momento de la aplanación, tiempo que naturalmente está relacionado con la medida de la PIO. Este chorro de aire debe dirigirse al ápex por lo que el instrumento dispone de un sistema de alineación (visual y automático) que verifica el alineamiento e imposibilita la medida si no se cumplen las condiciones requeridas.

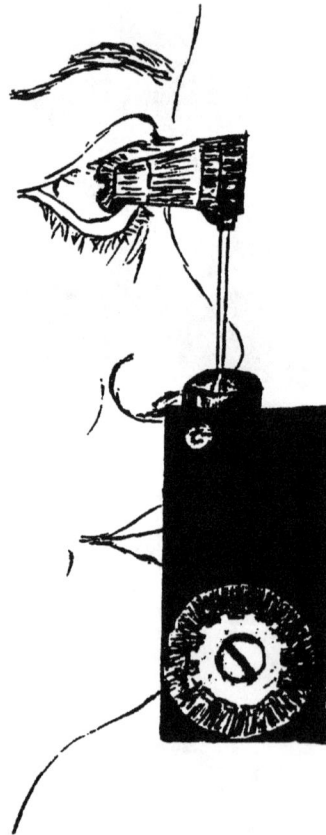

Fig. 11.16 Tonometría de no contacto o de aire. (De: Spalton, J.Hitchings, R. Hunter, P.:Atlas de oftalmología clínica, 2ª edición, 1995. Ed: Mosby/Doyma)

MÉTODO

1. Comprobar el calibrado del instrumento.

2. Conviene demostrar al paciente en qué consiste el examen, dirigiendo el chorro de aire sobre uno de sus dedos, por ejemplo, para comprobar que no produce ningun daño.

3. Acomodar al paciente en el instrumento con la frente bien apoyada.

4. Alinear visualmente con el ápex de la córnea mediante las referencias que nos de el aparato.

5. Presionar el disparador para obtener la medida en mm de Hg. Repetir la prueba al menos dos veces.

Las ventajas de este método es que no requiere de anestesia local y no existe riesgo de transmitir infecciones. Como inconvenientes destacan que no puede utilizarse en córneas con cicatrices y que su máxima precisión sólo se da en presiones bajas o medias.

11.4 Campos visuales

El campo visual es aquella porción del espacio en la que los objetos son visibles simultáneamente, al mantener la mirada fija en una dirección (Harry Mos Traquair 1948).

No hay que confundir el campo visual con el campo de mirada donde no se exige al sujeto ninguna obligación de fijación ya que puede mover los ojos.

Recordemos que los límites del campo visual monocular aproximadamente son: 90° temporalmente, 60° nasalmente, 55° superiormente y 75° inferiormente, con un pequeño escotoma absoluto que corresponde a la denominada mancha ciega de Mariotte, cuya causa es la referida proyección de la papila óptica en el campo temporal.

El campo visual puede describirse como si fuese una isla, cuyos contornos van disminuyendo hasta desaparecer dentro del mar. El centro o punto más alto de la isla corresponde a la fóvea, donde existe el máximo número de conos, y por tanto la sensibilidad fotorreceptora es máxima. A medida que se aleja de la fóvea, hay menos conos y la calidad de visión empeora hasta alcanzar la periferia donde la visión es casi nula.

A. Medición del campo visual

Es como si midiésemos los contornos de la isla. En el campo visual, la línea de contorno se llama ISÓPTERA. Al igual que una línea de contorno marca las montañas y valles de una isla, siguiendo una línea de igual altura, la ISÓPTERA hace exactamente lo mismo, seguir una línea de igual sensibilidad visual, con lo que se puede descubrir los defectos del campo visual. La situación, el tamaño y la forma de los defectos nos pueden dar una idea sobre el emplazamiento y la naturaleza de la lesión.

El centro del campo visual es el punto de fijación, que corresponde a la mácula. Las isópteras son círculos concentricos que se dibujan utilizando objetivos de distintos tamaños, intensidades y colores y se lleva el objetivo desde un área periférica ciega hacia el área central de visión y marcando el punto donde el paciente alcanza a verlo.

Un objetivo grande y blanco será visible en la periferia mientras que uno más pequeño sólo será visible en una zona más central. Se obtienen distintas isópteras al cambiar el tamaño o intensidad del objetivo.

Normalmente se utiliza un objetivo blanco, que proporciona mayor estímulo. Un objetivo de color deberá ser más grande y estimular un área mayor de la retina con una intensidad menor. Con objetivos de color hay que anotar el momento en que el paciente reconoce el color y con los blancos anotar el momento en que el paciente lo ve.

MEDICIÓN CINÉTICA

Llamada así porque se utiliza un objetivo móvil. Se lleva el estímulo desde una zona ciega (donde no se ve el estímulo), a una donde se ve y se marca el punto en que el estímulo entra en el campo visual del paciente. Se realiza este procedimiento desde distintas direcciones y luego se unen los puntos obtenidos para formar una isóptera. Si se cambia el tamaño o intensidad del estímulo, se obtienen otras isópteras.

MEDICIÓN ESTÁTICA

Llamada así porque se escoge el lugar y se presenta el objetivo. Se muestra un estímulo de baja intensidad en un punto del campo y se va aumentando esta intensidad hasta que el paciente lo ve. En la periferia del campo, se requieren estímulos más grandes o de mayor intensidad.

B. Defectos del Campo

CONTRACCIÓN

Área defectuosa del campo visual, la cual es ciega a cualquier estímulo. Son generalmente defectos periféricos. Una contracción verdadera del campo visual puede diagnosticarse sólo después de haber utilizado todos los estímulos posibles.

DEPRESIÓN

Defecto relativo periférico del campo visual. Es debida a una deformación o desvío hacia adentro de una parte de la isóptera.

ESCOTOMA

Es un pozo o agujero con bordes definidos dentro del campo visual.

En este capítulo nos vamos a referir al estudio de los 30° y 10° centrales del campo visual mediante dos test:

<ul><li>a. Pantalla tangente</li><li>b. Rejilla de Amsler</li></ul>

11.4.1 Pantalla tangente

OBJETIVO

Estudiar los 30° centrales del campo visual.

MATERIAL

* Pantalla tangente diseñada para la distancia de 1 m.

* Indices de diferentes tamaños entre 1 y 20 mm blancos acoplados a varillas negro mate.

* Oclusor.

* Regla tangente si la pantalla no está marcada.

* Alfileres de cabeza negro mate.

* Gráfica para realizar el trazado

OJO DERECHO

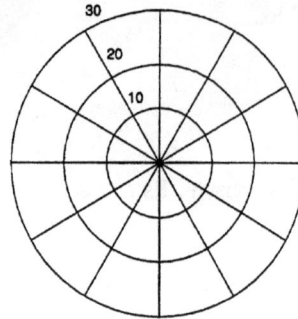

Fig. 11.17 Gráfico de anotación de la pantalla tangente

MÉTODO

* Paciente cómodamente sentado a la distancia de 1 m de la pantalla y a nivel del punto de fijación central.

* OI ocluido.

* Corrección óptica, si es necesaria, para esta distancia.

* Iluminación ambiental uniforme.

* Comenzar el examen con el índice de 1 mm y, si no, con un índice mayor dependiendo de la AV visual central del paciente.

* Ordenar al paciente fijar con atención el punto central explicándole que se va a llevar el índice de una zona de no visión hacia el centro del campo y que indique cuando vea el estímulo. Realizamos el mismo procedimiento en varios meridianos y preferiblemente cada 15°.

* Observar al paciente continuamente para controlar que mantiene la fijación en el punto central.

* Determinar la mancha ciega y trazar su contorno desde la parte central del escotoma hacia la periferia o hacia la zona de visión en 8 direcciones (recordar que la mancha ciega se halla entre los 15° y 18° temporalmente al punto central en el campo visual).

* Señalar los puntos donde el paciente ve el estímulo con los alfileres.

* Transportar el trazado a una gráfica.

* Tapar el OD y repetir el mismo procedimiento para el OI

OBSERVACIONES

* Si el examen por medio de la pantalla se realiza a 50, cm la amplitud del campo aumenta a 50°.

* Si la pantalla ha sido diseñada para realizar el examen de los 30° centrales a la distancia de 2 m, el estímulo normal utilizado es de 2 mm.

* En caso de que la pantalla no esté marcada se utilizará la regla tangente, que puede estar marcada tanto para 50 cm, 1 m como para 2 m.

11.4.2 Rejilla de Amsler

OBJETIVO

Poner en evidencia múltiples alteraciones funcionales de la región central, más exactamente la mácula. Estudia los 10° centrales.

MATERIAL

* Cartilla de Amsler.

* Oclusor.

* Corrección para visión próxima si requiere el paciente.

* Hoja de anotación.

MÉTODO

* Paciente cómodamente sentado.

* Colocar la cartilla a 30 cm.

* Ocluir el ojo que no se va a examinar.

* Pedir al paciente que mire detenidamente el punto central.

* Realizar al paciente las siguientes preguntas insistiendo en cada una de ellas en que mantenga la atención sobre el punto central:

a. ¿Ve Ud. el punto central de la rejilla?

b. ¿Percibe los cuatro ángulos de la rejilla?

c. ¿Ve toda la cuadrícula intacta o hay interrupciones manchas o agujeros?

d. ¿Ve las líneas tanto horizontales como verticales rectas y paralelas?

e. ¿Ve los cuadraditos de igual tamaño y regulares?

f. ¿Ve las líneas moverse?

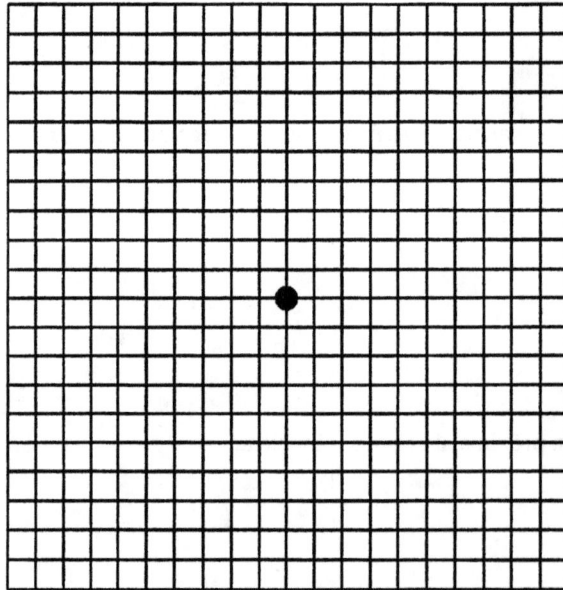

Fig. 11.18 Gráfico de anotación del test de Amsler

ANOTACIÓN

Sobre la hoja de anotación del test representar gráficamente las respuestas que nos ha facilitado el paciente.

11.5 Evaluación de la función pupilar

La pupila es el orificio circular y central del iris que actúa como el diafragma de una cámara fotográfica, y con ello:

- Regula la cantidad de luz que entra en el ojo para impresionar al neuroepi-   telio (conos y bastones).
- Reduce la aberracción esférica y cromática de la córnea y cristalino.
- Aumenta la profundidad de foco.

El iris está formado por el estroma pigmentario del segmento uveal anterior y por músculos. Los músculos son el esfínter (constrictor e inervado por el sistema parasimpático) y el músculo dilatador (inervado por el simpático).

En la evaluación de la pupila, se valoran las vías neurológicas aferentes y eferentes responsables de la función pupilar.

A la hora de realizar esta valoración tendremos en cuenta que se debe hacer desde una evaluación estática y dinámica.

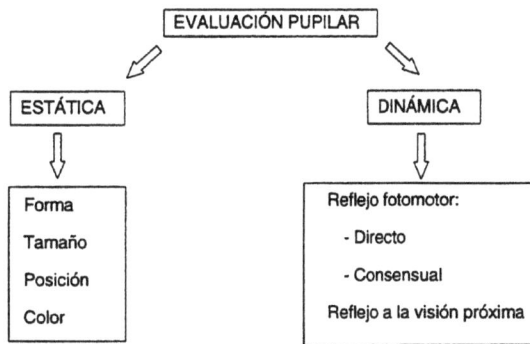

Fig. 11.19 Esquema de la evaluación pupilar

11.5.1 Evaluación pupilar estática

OBJETIVO

Observación y valoración de las características de ambas pupilas, en cuanto a la forma, tamaño, posición y color.

MATERIAL

* Iluminación ambiental uniforme con la suficiente intensidad que nos permita la observación de ambas pupilas.

* Objeto de fijación en visión lejana.

* Regla pupilométrica.

MÉTODO

* Se valora la pupila sin que intervengan otros factores (acomodación, iluminación directa o fármacos).

* Debe explorarse con la mirada del paciente dirigida recta al frente y hacia el infinito.

* Determinar la normalidad de las características de ambas pupilas en cuanto a la forma, posición, tamaño y color.

* Realizar un análisis comparativo de ambas pupilas.

OBSERVACIONES

* Normalmente la pupila es redonda, centrada o ligeramente excéntrica hacia el lado nasal, y su diámetro en reposo oscila entre los 2 y los 5 mm.

* Las pupilas de uno y otro ojo normalmente son del mismo tamaño, pero se observan pequeñas diferencias de diámetro en aproximadamente el 20% de la población normal (anisocoria esencial).

* Podemos destacar diversas anomalías observables mediante la evaluación pupilar estática, como son;

    - Forma: Colobomas (ausencia de un sector del iris).
    - Tamaño: Miosis (pupila inferior a 2mm.), Midriasis (pupila superior a 6 mm),
                 Anisocoria (tamaño desigual de ambas pupilas)
    - Posición: Corectopia (pupila excéntrica).
    - Color: Leucocoria (pupila blanca).

11.5.2 Evaluación pupilar dinámica

OBJETIVO

Observar la reacción de ambas pupilas bajo la exposición a luz, acomodación o fármacos.

MATERIAL

* Iluminación ambiental uniforme con la suficiente intensidad que nos permita la observación de ambas pupilas.

* Objeto de fijación en visión lejana.

* Linterna.

* Test en visión próxima.

MÉTODO

A. Valoración del reflejo fotomotor

* La mirada del paciente debe de estar orientada hacia el infinito.

* Se dirige la luz de la linterna sobre el ojo derecho y, observando este mismo ojo, determinamos si se produce contracción pupilar, el tamaño de la mísma y la velocidad.

Repetir esta operación un par de veces para asegurarnos de la información obtenida.

En este momento estamos determinando el **reflejo fotomotor directo del OD**, ya que observamos el mismo ojo que iluminamos.

* Se dirige la luz de la linterna sobre el ojo derecho y, observando el ojo izquierdo, determinamos si se produce contracción pupilar, el tamaño de la misma y la velocidad.
Repetir esta operación un par de veces para asegurarnos de la información obtenida.

En este momento estamos determinando el **reflejo fotomotor consensual del OI**, ya que observamos el ojo que no iluminamos.

* Se dirige la luz de la linterna sobre el ojo izquierdo y, observando este mismo ojo, determinamos si se produce contracción pupilar, el tamaño de la misma y la velocidad.

Repetir esta operación un par de veces para asegurarnos de la información obtenida.
En este momento estamos determinando el **reflejo fotomotor directo del OI**, ya que observamos el mismo ojo que iluminamos.

* Se dirige la luz de la linterna sobre el ojo izquierdo y, observando el ojo derecho, determinamos si se produce contracción pupilar, el tamaño de la misma y la velocidad.
Repetir esta operación un par de veces para asegurarnos de la información obtenida.

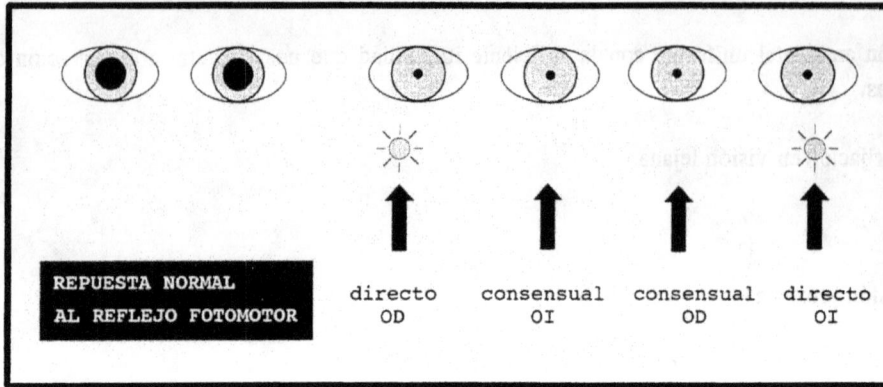

Fig. 11.20 Respuestas normales al reflejo fotomotor

En este momento estamos determinando el **reflejo fotomotor consensual del OD**, ya que observamos el ojo que no iluminamos.

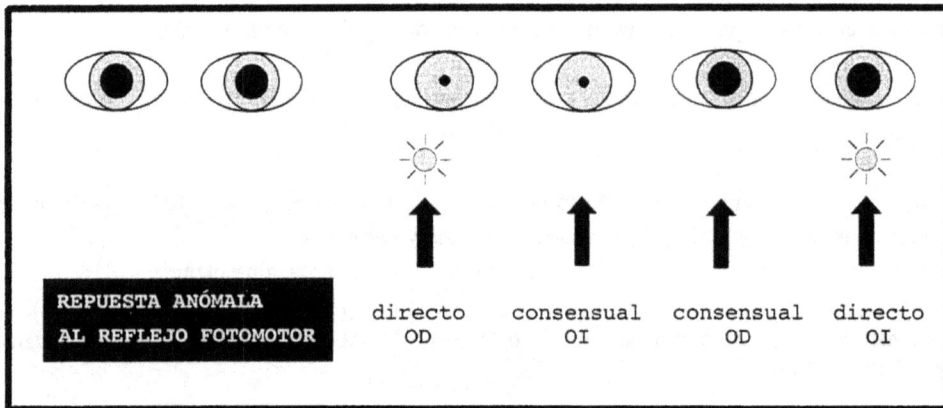

Fig. 11.21 Respuesta anormal al reflejo fotomotor

* Pasar la linterna de un ojo al otro de una forma alternante, manteniéndola en cada ojo una media de 4 segundos. Ambas pupilas deben mantenerse durante la prueba con el mismo nivel de constricción.

En este momento estamos determinando si existe **escape pupilar** o pupila de Marcus Gunn, en la cual se produciría una aumento de diámetro perteneciente a la pupila del ojo iluminado.

B. Estudio de la respuesta a la visión próxima

* La mirada del paciente inicialmente debe de estar orientada hacia el infinito.

* Se le indica que fije las letras de un test de visión próxima situado a una distancia no superior a 40 cm.

* Valorar la existencia en ambas pupilas de la constricción pupilar.
Al pasar a mirar un objeto de visión lejana a visión próxima, se debe producir una contracción de ambas pupilas junto a la convergencia y a la acomodación.

* Podemos destacar diversas anomalías según la localización de la lesión, observables mediante la evaluación pupilar dinámica, como son:

> - Lesión de la aferente: No responde al reflejo fotomotor directo, sí al consensual. (Pupila de Marcus Gunn)

> - Lesión de la vía eferente: No responde al fotomotor directo ni al consensual. El ojo contralateral responde a ambos.

> - Pupila tónica de Adie (lesión del ganglio ciliar): Reacciona muy lentamente, "pupila perezosa", mejor a la acomodación que al fotomotor directo y consensual.

> - Pupila de Argyll-Robertson (neurosífilis): Pupilas pequeñas y casi siempre desiguales, se contraen con la acomodación y la convergencia, pero no responden a la luz ni de forma directa ni consensual.

11.6 Visión del color

El examen de la visión cromática se considera una parte del examen optométrico, ya que puede ser de gran ayuda en el diagnóstico.

Las deficiencias de la visión al color pueden ser congénitas o adquiridas.

A. Defectos congénitos de la visión crómatica

Estos defectos se deben a anomalías de los pigmentos de los conos. Estos defectos se clasifican según el número de fotopigmentos que estén presentes: monocromática, dicromática y tricromática. Los términos que se aplican son:
"Protán" para el defecto color rojo, "Deután" para el defecto color verde, "Tritán" para el defecto color azul.

La clasificación de los defectos congénitos de la visión cromática es:

- **Tricromatismo anómalo**: implica que sí hay presencia del pigmento, pero existe una absorción anormal de éste. El tricromatismo anormal lo podemos subdividir, en función del pigmento (rojo, verde, azul) con absorción anormal, en:

  - Protanómalo

  - Deuteranómalo

  - Tritanómalo

El defecto más frecuente es la deuteranomalía.

- **Dicromatismo**: implica la ausencia de uno de los fotopigmentos. Lo podemos clasificar en:

  - Protanópico

  - Deuteranópico

  - Tritanópico

Los defectos protán y deután también se denominan defectos rojo-verde porque hay una cierta tendencia a confundir estos colores.

La incidencia de los defectos congénitos de la visión cromática es de un 8% en los varones y de un 0,4% en las mujeres. Es de carácter binocular y no modifica las funciones visuales.

B. Defectos adquiridos de la visión del color

Son problemas secundarios de estados patológicos, tanto oculares como sistémicos. Normalmente se acompañan de pérdida de agudeza visual, de defectos del campo visual, y existen diferencias entre los dos ojos en función de la afectación del problema.

La clasificación de los defectos adquiridos de la visión del color es:

- Tipo I: defecto rojo-verde (protán)

- Tipo II: defecto rojo-verde (deután)

- Tipo III: azul (tritán)

Siendo los de mayor incidencia los de tipo III.

Cuando se detectan alteraciones de la visión del color en individuos que, en exámenes visuales previos, manifestaban una visión del color normal, puede implicar un signo precoz de una enfermedad. Los tests de visión al color también pueden emplearse para controlar la evolución de la enfermedad.

Hay una gran cantidad de tests disponibles en el mercado para evaluar la visión cromática. La mayoría de estos tests estan diseñados para clasificar deficiencias cromáticas congénitas.

Un único test para evaluar la visión del color no es suficiente para informarnos del tipo de deficiencia cromática y la severidad del problema cromático. Por esta razón es importante realizar más de un examen para ayudar a clasificar el problema y conocer su gravedad.

11.6.1 Láminas pseudoisocromáticas de Ishihara

Las láminas pseudoisocromáticas son las pruebas más conocidas para detectar los defectos de la visión del color.

Es un test altamente sensitivo para evaluar los problemas hereditarios y detectar individuos con defectos leves.

Constan de distintas láminas que llevan impresos una serie de puntitos de distintos colores y tamaños, que enmascaran un número o bien una figura.

OBJETIVO

Valorar la posible existencia de problemas hereditarios de la visión cromática (alteraciones rojo - verde).

MATERIAL

* Oclusor.

* Luz ambiental natural.

* Láminas de Ishihara (test de 38 láminas, o de 24 láminas).

MÉTODO

* El paciente utilizará la prescripción habitual.

* Realizar el examen monocularmente.

* El test debe estar uniformemente iluminado.

* Colocar el test a 75 cm de forma perpendicular a la línea visual del paciente.

* Pasar las láminas para que el sujeto identifique en cada una de ellas números ocultos o para que pueda seguir unos recorridos confusos. El tiempo de observación de cada lámina no será superior a 3 seg.

* Anotar los resultados.

VALORES NORMALES

A. Test de Ishihara de 38 láminas

* La lámina 1 es una lámina demostrativa; puede ser observada por todos los pacientes.

* Las respuestas obtenidas en las láminas de la 2 a la 21 determinan la normalidad o anormalidad de la visión cromática.

* Si las respuestas válidas son diecisiete o más láminas, la visión cromática puede considerarse normal.

* Si solamente se han podido decifrar con normalidad trece o menos láminas, la visión cromática puede considerarse deficiente.

* Si se han podido identificar números en las láminas 18, 19, 20, 21 se consideran respuestas anormales, por tanto, alteraciones de la visión del color.

* Si se detecta una deficiencia rojo - verde se puede diferenciar entre una protanomalía (deficiencia al rojo) o una deuteranomalía (deficiencia al verde); por esta razón se deberan pasar las láminas 22, 23, 24, 25 que distinguen el tipo de deficiencia cromática, clasificándola en aguda o leve.

* El signo "-" indica que la lámina no puede ser vista.

Tabla 11.1 Posibles respuestas del test de Ishihara de 38 láminas

BLOQUE	LAMINAS	VISIÓN CROMATICA NORMAL	DEFICIENCIA CROMÁTICA ROJO-VERDE	CEGUERA AL COLOR
1	1	12	12	12
2	2	8	3	-
	3	6	5	-
	4	29	70	-
	5	57	35	-
3	6	5	2	-
	7	3	5	-
	8	15	17	-
	9	74	21	-
4	10	2	-	-
	11	6	-	-
	12	97	-	-
	13	45	-	-
5	14	5	-	-
	15	7	-	-
	16	16	-	-
	17	73	-	-
6	18	-	5	-
	19	-	2	-
	20	-	45	-
	21	-	73	-

Tabla 11.2 Posibles respuestas para diferenciar las anomalías cromáticas

BLOQUE	LÁMINAS	VISIÓN CROMÁTICA NORMAL	PROTANOMALÍA		DEUTERANOMALÍA	
			A	L	A	L
7	22	26	6	(2) 6	2	2 (6)
	23	42	2	(4) 2	4	4 (2)
	24	35	5	(3) 5	3	3 (5)
	25	96	6	(9) 6	9	9 (6)

A = Agudo   L = Leve

Las láminas de la 26 a la 38 permiten realizar el examen a individuos que no conocen los números o niños entre 3 y 5 años. El tiempo empleado en trazar el camino que se oculta en cada lámina no puede ser superior a los diez segundos.

* Los números entre paréntesis indican que son difíciles de ser vistos.

B. Test de Ishihara de 24 láminas

Es un test simplificado de las láminas de Ishihara. La lámina 1 es demostrativa. Las respuestas obtenidas realizadas en las láminas de la 2 a la 15 determinan la normalidad o anormalidad de la visión cromática.

Si se han identificado nueve o más láminas con normalidad, la visión cromática puede considerarse normal.

Si solamente se han podido decifrar con normalidad cinco o menos láminas, la visión cromática se considerara deficiente.

Si se han podido identificar números en las láminas 14 y 15, se consideran respuestas anormales y por tanto alteraciones de la visión del color.

Si se detecta una deficiencia rojo - verde se puede diferenciar si se trata de una protanomalía (deficiencia al rojo) o de una deuteranomalía (deficiencia al verde); por esta razón se deberán presentar las láminas 16, 17 que distinguen el tipo de deficiencia cromática que existe, diferenciando entre anomalía en aguda o leve.

Tabla 11.3 Posibles respuestas en el test de Ishihara de 24 láminas

BLOQUE	LÁMINAS	VISION CROMÁTICA NORMAL	DEFICIENCIA CROMATICA ROJO-VERDE	CEGUERA AL COLOR
1	1	12	12	12
2	2	8	3	-
	3	29	70	-
		57	35	-
3	4	5	2	-
	5	3	5	-
	6	15	17	-
	7	74	21	-
4	8	2	-	-
	9	45	-	-
5	10	5	-	-
	11	7	-	-
	12	16	-	-
	13	73	-	-
6	14	-	5	-
	15	-	45	-

Si se detecta una deficiencia rojo - verde se puede diferenciar si se trata de una protanomalía (deficiencia al rojo) o de una deuteranomalía (deficiencia al verde); por esta razón se deberán presentar las láminas 16, 17 que distinguen el tipo de deficiencia cromática que existe, diferenciando entre anomalía en aguda o leve.

Tabla 11.4 Posibles respuestas para diferenciar las anomalías cromáticas.

BLOQUE	LÁMINA	VISIÓN CROMÁ-TICA NORMAL	PROTANOMALÍA		DEUTERANOMALÍA	
			A	L	A	L
7	16	26	6	(2) 6	2	2 (6)
	17	42	2	(4) 2	4	4 (2)

Las láminas de la 18 a la 24 permiten realizar el examen a personas que no conocen los números o niños pequeños como ya se ha nombrado con anterioridad.

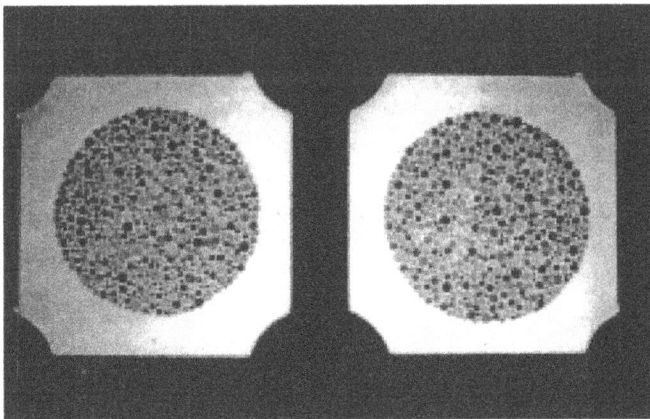

Fig. 11.22 Láminas de Ishihara

11.6.2 Pruebas de Farnsworth-Munsell

Estas pruebas se han diseñado para detectar anomalías cromáticas, y poder ayudar en la orientación profesional. Todas ellas constan de fichas de distintos colores que el paciente deberá colocar en una secuencia lógica y ordenada de color. Con estos tests se pueden detectar distintos grados de afección de la visión cromática.

Existen distintas versiones desde una muy reducida D-15 pasando por una media D-28, hasta la versión más completa D-100. Actualmente existen variaciones de estos tests que juegan con la desaturación de los colores de Munsell y ponen de manifiesto la existencia de leves alteraciones cromáticas test de Lanthony D-15.

A. Test de Farnsworth - Munsell D-28 HUE

OBJETIVO

Permite valorar la posible existencia de problemas congénitos y adquiridos detectando anomalías en el eje azul - amarillo así como en el eje rojo - verde.

MATERIAL

* Oclusor.

* Luz artificial (100 lux). Esta iluminación debe ser muy estricta si queremos obtener unos resultados fiables. No debe ser expuesto a la luz solar.

* Test de Farnsworth-Munsell (D-28 HUE).

MÉTODO

* El paciente utilizará la prescripción habitual.

* Realizar el examen monocularmente.

* Realizar la prueba encima de una mesa a unos 50 cm de distancia.

* Instruir al paciente para que coloque las fichas, ordenándolas por tonos continuos de color, a partir de la ficha nº 1, que sirve de tonalidad de referencia, quedando 27 fichas para ordenar sucesivamente e indicarle que los colores no deben ser tocados con las manos.

* El tiempo de ejecución del test se estima entre 2 o 3 min., pero puede llegar a 8 min. o más cuando

el sujeto se trata de un niño.

* Anotar los resultados en la ficha.

ANOTACIÓN DE RESULTADOS

Para escribir e interpretar los resultados, es suficiente unir con una línea los puntos que aparecen en la hoja de resultados siguiendo el orden que han sido clasificadas las fichas.

NOTA: Como ya hemos dicho, de este test existe una variante que es el test de D-100 HUE. Consta de pequeños intervalos de colores permitiendo una mejor estimación cuantitativa de los déficits al color. Es un test fácil de realizar pero a la vez es desconcertante por las pequeñas diferencias de tonalidades que presenta, mientras que el test D-15 HUE, D-28 HUE constan de intervalos de color mayor y es más sencillo de ejecutar.

ROTH 28 HUE TEST according to FARNSWORTH-MUNSELL

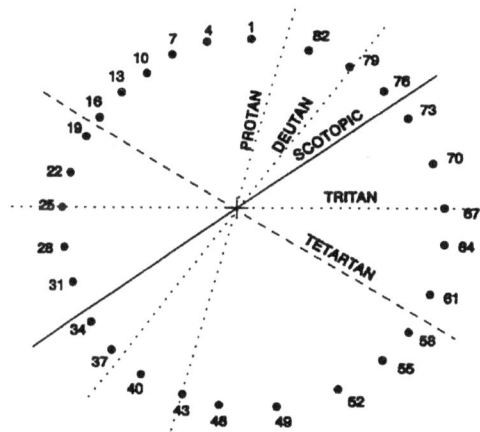

Name: _____ Diagnostic: _____

Age: _____ Date: _____

Fig. 11.23 Ficha utilizada para anotar los resultados del test HUE 28

VALORES NORMALES

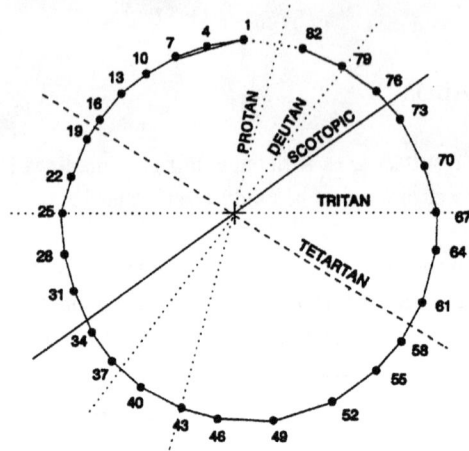

Fig. 11.24 Trazado que corresponde a un sujeto que no presenta anomalías cromáticas

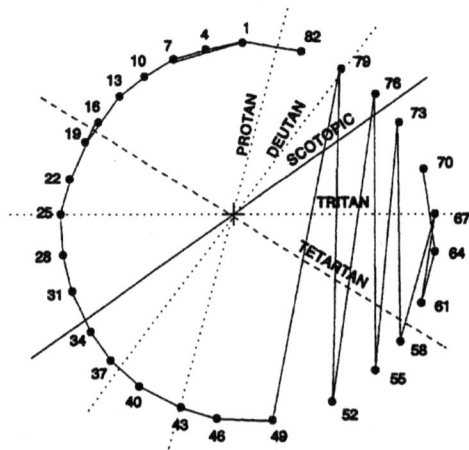

Fig. 11.25 Trazo que corresponde a una protanopía

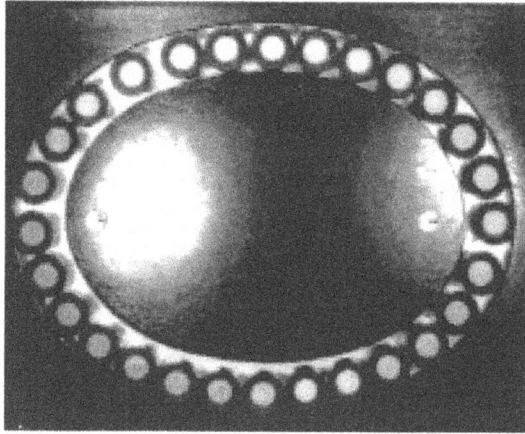

Fig 11.26 Farnsworth - Munsell de 28 HUE

B. Test desaturado D-15 de Lanthony

Es un test simple, rápido y de fácil interpretación de los resultados. Se puede utilizar tanto para alteraciones cromáticas congénitas como adquiridas. Es una variación desaturada del test D-15, altamente sensible, que puede producir resultados de falsos positivos.

OBJETIVO

Permite valorar la posible existencia de problemas congénitos y adquiridos de grado leve y grave.

MATERIAL

* Oclusor.

* Luz artificial (100 lux). No debe ser expuesto a la luz solar.

* Test desaturado D-15 de Lanthony.

MÉTODO

* El paciente utilizará la prescripción habitual.

* Realizar el examen monocularmente.

* Realizar la prueba encima de una mesa a 50 cm de distancia.

* Instruir al paciente para que coloque las fichas, ordenándolas por tonos continuos de color a partir de la ficha de referencia.

* Anotar los resultados en la ficha correspondiente.

NOTA: El test desaturado D-15 de Lanthony puede ser utilizado independientemente, pero es interesante comparar los resultados con el test estándar Farnsworth-Munsell D-15, ya que a veces los tests estándars nos indican que un paciente presenta valores normales, mientras que los resultados del test de Lanthony muestran alteraciones.

Bibliografía

1. Alezzandrini A. y otros autores. *Fundamentos de Oftalmología*. Consejo Argentino de Oftalmología. Ed. Ateneo. 1991.

2. Alió J. y colaboradores. *Guiones de Oftalmología*. Ed. Secretariado de publicaciones de la Universidad de Valladolid. 1986.

3. Edwards, K, Llewellyn, R. *Optometry*. Ed. Butterworths, 1988.

4. Eskridge JB, Amos, JF, Bartlett JD. *Clinical procedures in Optometry*. Ed. JB Lippincott Company. 1991.

5. Harrington D.O. *The Visual Fields*. The C.V. Mosby Company. 1990.

6. Heilmann, K. *Oftalmoscopía*. Ed. Ferdinand Enke Verlag, 1977.

7. Kanski, J. *Oftalmología Clínica*, Ed. Doyma 1992.

8. Leydhecker, W. *Los glaucomas en la práctica*. Ed. Toray, 1983.

9. Nover, A. *El fondo de ojo*. Ed. Científico-médica, 1982.

10. Piñero A. *Aparato Ocular*. Ed. Cusí. 1992.

11. Salgado E. *Examen Clínico del Ojo*. Editorial Jims, 1972.

12. Saona, C. L. *Biomicroscopía ocular*. Apuntes de la E.U.O.T.,Terrassa 1984.

13. Spalton DJ, Hitchings RA, Hunter PA. *Atlas de Oftalmología clínica*. 2ª ed. Ed. Mosby/Doyma. 1995

14. Stone, J., *Slit lamp, Biomicroscopia Ocular in Ophtalmic Practice*, Ophtalmic Optician n° 19, pag. 439-455,1985.

15. Suderi, G., Morane, G.; Brancato, R., *Atlas de Oftalmoscopía Clínica*, Ed. Masson 1986.

www.ingramcontent.com/pod-product-compliance
Lightning Source LLC
Chambersburg PA
CBHW061352210326
41598CB00035B/5955